Habiba Debbabi
Mohamed Ben zayed

# Avaliação rápida e sequencial da falência de órgãos na cirrose

Habiba Debbabi
Mohamed Ben zayed

# Avaliação rápida e sequencial da falência de órgãos na cirrose

## Interesse do score em cirróticos infectados

ScienciaScripts

Cover image: www.ingimage.com

This book is a translation from the original published under ISBN 978-620-6-72836-8.

Publisher:
Sciencia Scripts
is a trademark of
Dodo Books Indian Ocean Ltd. and OmniScriptum S.R.L publishing group

120 High Road, East Finchley, London, N2 9ED, United Kingdom
Str. Armeneasca 28/1, office 1, Chisinau MD-2012, Republic of Moldova, Europe
Managing Directors: Ieva Konstantinova, Victoria Ursu
info@omniscriptum.com

Printed at: see last page
**ISBN: 978-620-8-51093-0**

Conteúdo

## 1 INTRODUÇÃO

A cirrose é a consequência de todas as doenças crónicas do fígado. É uma patologia frequente e continua a ser um importante problema de saúde pública a nível mundial, devido ao seu curso progressivo, que é enxertado pela ocorrência de complicações frequentes que podem potencialmente comprometer o prognóstico vital. As infecções, particularmente as bacterianas, são um exemplo disso, sendo um motivo frequente de internamento de doentes cirróticos [1]. Estão associadas a um risco acrescido de progressão para descompensação aguda e falência multivisceral, e expõem os doentes cirróticos a um risco acrescido de mortalidade [2]. Esta constatação pode explicar o prolongamento do tempo de internamento e os custos incorridos por esta doença a nível mundial [3]. Com o objetivo de melhorar a gestão e o prognóstico dos doentes cirróticos, foram utilizados vários índices de gravidade específicos da cirrose para identificar precocemente estes doentes e assegurar uma gestão eficaz. As pontuações ChildPugh modificada e MELD (Model for End-Stage Liver Disease) [4,5] têm sido as mais utilizadas, mas continuam a ser menos eficazes em termos de avaliação do prognóstico dos doentes [5]. Neste contexto, o score SOFA (Sequential Organ Failure Assessment) e a sua versão adaptada para doentes com doença hepática: o CLIF- SOFA [6] foram validados numa conferência de consenso. Estas pontuações podem ser utilizadas avaliar a gravidade do doente, prever o prognóstico e estimar o risco de mortalidade intra-hospitalar com base na gravidade inicial. No entanto, a complexidade do escore SOFA e a necessidade de amostras biológicas limitam sua aplicação fora das unidades de terapia intensiva, levando desenvolvimento de uma versão simplificada: o Quick SOFA (qSOFA) [7]. Consiste em três variáveis (alteração do estado de consciência, pressão arterial sistólica (PAS) <100 mmHg e frequência respiratória (FR)>22/min), cada uma pontuada por um ponto e facilmente mensurável, particularmente nos serviços de urgência. O qSOFA não é um critério de diagnóstico de sépsis, mas sim um instrumento de identificação rápida dos doentes mais graves ou com probabilidades de agravamento. A combinação de duas das três variáveis demonstrou um valor preditivo em termos de mortalidade semelhante ao da pontuação SOFA [7].

O objetivo do nosso estudo foi avaliar a relevância da pontuação prognóstica qSOFA, estabelecida na admissão, na previsão da mortalidade em doentes cirróticos com infeção bacteriana.

## 2 MÉTODOS

### 1. Tipo de estudo

Trata-se de um estudo retrospetivo, monocêntrico e descritivo realizado entre janeiro de 2016 e dezembro de 2020, ou seja, durante um período de 5 anos, incluindo todos os doentes cirróticos internados no serviço de Gastroenterologia-Hepatologia B do Hospital La Rabta por um episódio de infeção bacteriana.

### 2. População do estudo

#### 2.1. Critérios de inclusão :

Todos os pacientes cirróticos admitidos no serviço de Gastroenterologia-Hepatologia B do Hospital La Rabta com uma infeção bacteriana durante o período do estudo.

O diagnóstico de cirrose foi efectuado com base combinação de provas clínicas, biológicas, morfológicas (imagiologia ou elastometria de pulso) e endoscópicas, juntamente com sinais de insuficiência hepatocelular e hipertensão portal.

#### 2.2. Critérios de não-inclusão

Todos os doentes cirróticos com antecedentes de patologia neoplásica progressiva que não o carcinoma hepatocelular (CHC) e/ou que tivessem apresentado, aquando da inclusão, um episódio de hemorragia gastrointestinal alta (HDH), síndrome hepatorrenal (HRS) e/ou CHC. O diagnóstico de SHR foi mantido de acordo com os critérios de diagnóstico da "European Association for the Study of the Liver" (EASL) publicados em 2018 [8](Anexo 1).

#### 2.3. Critérios de exclusão

O estudo não incluiu :

Os doentes cujos processos estão incompletos e os que se perderam no seguimento.

-Pacientes com um segundo episódio infeção bacteriana ou uma das seguintes complicações durante o período do estudo:

- Um HDH
- Uma SHR
- HCC.

### 3. Recolha de dados

Para cada doente incluído no estudo, registámos dados demográficos, clínicos, microbiológicos e paraclínicos, e calculámos retrospetivamente a pontuação qSOFA para cada indivíduo com base nos parâmetros clínicos recolhidos na admissão. Os doentes foram seguidos durante 12 meses. Os dados foram recolhidos dos registos médicos e compilados utilizando um formulário de recolha de dados (Anexo 2). Para todos os doentes, foram recolhidos os seguintes dados:

**3.1. Dados sócio-demográficos e anamnésticos :**

+- Idade

+ Tipo

+ Hábitos (tabagismo, alcoolismo ou toxicodependência)

+ Antecedentes médicos pessoais (diabetes, hipertensão, dislipidemia, insuficiência coronária, insuficiência cardíaca, insuficiência respiratória) e antecedentes cirúrgicos.

4- Dados sobre a cirrose (ano de início, etiologia da cirrose, modo de descompensação da cirrose na admissão, pontuação de Child Pugh, pontuação MELD)

+- Dados relativos ao primeiro episódio de infeção: local da infeção, resultados das amostras microbiológicas, tratamento antibiótico, complicações, duração do internamento hospitalar e mortalidade intra-hospitalar aos 6 e 12 meses após o episódio infecioso.

A anamnese incluía a descrição dos vários sinais funcionais e os seguintes motivos de consulta: febre, arrepios, astenia, dor abdominal, diarreia, vómitos, dispneia, tosse produtiva e sinais urinários, bem como o tempo decorrido entre a consulta e o início dos sintomas.

**3.2. Dados clínicos :**

Após o episódio infecioso, foram investigados os seguintes sinais clínicos: febre, estado geral de acordo com a escala da OMS (Anexo 3), estado hemodinâmico (pressão arterial e pulso), FR, iterícia, ascite, edema dos membros inferiores (ELM), estado neurológico com a escala de coma de Glasgow (GCS) (Anexo 4) e a eventual presença de encefalopatia hepática (EH).

**3.3. Dados biológicos :**

Tomámos conhecimento dos diferentes resultados dos testes biológicos solicitados aquando da admissão:

+- Hemograma (CBC) com hemoglobina (Hb) (em g/dl), hematócrito (em %) e plaquetas (número/mm3).

Um nível de Hb <12 nas mulheres e <13 nos homens define anemia.

+- Avaliação da hemostase com velocidade de protrombina (TP) e INR (International Normalized Ratio) e velocidade de tromboplastina parcial activada (APTT).

+ Provas de função hepática: aspartato aminotransferase (ASAT) em UI/L, alanina aminotransferase (ALAT) em UI/L, gamaglutamiltransferase (GGT) em UI/L, fosfatase alcalina (PAL) em UI/L, bilirrubina total e conjugada em mg/dl.

+- Níveis de albumina em g/L.

+- Função renal: ureia em mmol e creatinina em pmol/L.

+- Ionograma sanguíneo: natraemia e calemia em mmol/L.

A hiponatremia é considerada presente se o valor da natraemia for <130 mmol/L.

+ Proteína C-reactiva (PCR) em mg/L.

Utilizámos um limiar de >10 para definir uma PCR elevada.

### 3.4. Dados relativos ao episódio infecioso :

#### *3.4.1. Locais de infeção :*

**- Infeção do trato urinário**

- Suspeitou-se de uma infeção do trato urinário (ITU) na presença de : Sinais clínicos evocativos (febre e/ou sinais urinários) ou isolamento de germes num limiar patológico no exame citobacteriológico da urina (UCO).
- Leucocitúria significativa na ECBU (>$10^4$/ml)

• **Infeção do líquido da ascite**

A infeção do líquido ascítico (IFE) foi confirmada por um exame citobacteriológico do líquido ascítico, efectuado durante a punção exploratória do líquido ascítico (PELA), por uma contagem de neutrófilos (PNN) > 250/mm3 no líquido ascítico.

• **Infeção broncopulmonar**

Suspeitou-se de pneumopatia aguda na presença de uma combinação de :

- Critérios clínicos (febre > 37,8°C, taquicardia > 100 batimentos por minuto, polipneia > 25 ciclos/minuto, dor torácica e ausência de infeção das vias respiratórias superiores)
- Condensação focal na radiografia do tórax.

O diagnóstico de bronquite aguda baseou-se na combinação de febre, síndrome brônquica e ausência de condensação na radiografia do tórax.

**- Outras infecções**

As infecções cutâneas, osteoarticulares, genitais e otorrinolaringológicas foram selecionadas com base em critérios clínicos, biológicos, microbiológicos e morfológicos.

#### *3.4.2. Sensibilidade dos germes envolvidos :*

As bactérias são classificadas de acordo com a sua sensibilidade a diferentes classes de antibióticos:

- Bactérias multi-sensíveis (MSS): bactérias sensíveis a várias famílias de antibióticos (adquiriram pouca ou nenhuma resistência).

- Bactérias multirresistentes (MRB): bactérias que acumularam resistência adquirida a várias famílias de antibióticos (> 3 famílias diferentes, incluindo beta-lactâmicos).

### *3.4.3. Eficácia da terapia antibiótica :*

A resposta ao tratamento com antibióticos foi avaliada pela melhoria dos parâmetros clínicos, biológicos, microbiológicos e radiológicos. Os parâmetros clínicos e biológicos foram avaliados 48-72 horas após o tratamento antibiótico inicial. Os parâmetros clínicos consistiam na melhoria dos sintomas (apirexia, melhoria do estado hemodinâmico, melhoria perturbações neurológicas, etc.). Os parâmetros biológicos consistiam numa redução dos inflamatórios (leucócitos, PNN, PCR, etc.). Os parâmetros radiológicos a melhoria imagens radiológicas, se presentes.

### *3.4.4. Complicações :*

- **Choque sético :**

O choque é definido como hipotensão persistente que requer vasopressores para manter uma pressão arterial média > 65 mmHg, e um nível de lactato sérico > 18 mg/dL [2 mmol/L], apesar da ressuscitação volémica adequada [9]. Diz-se que é séptica quando a sua origem é infecciosa.

- **Insuficiência hepática aguda ou crónica:**

A Insuficiência Hepática Aguda ou Crónica (IAFC) é definida pela combinação de três elementos: descompensação aguda cirrose, falência de um ou mais órgãos e uma elevada taxa de mortalidade [8].

### 3.5. Pontuação qSOFA (apêndice 5) :

A pontuação qSOFA foi proposta para identificar a presença de falência orgânica em doentes com suspeita de infeção [9]. É composto por três variáveis clínicas:

- Frequência respiratória (FR) > 22
- Comprometimento das funções superiores (confusão, desorientação), ou seja, Glasgow Sign Score (GCS) <15
- Pressão arterial (PAS) < 100 mmHg

É atribuído um ponto a cada um dos critérios precedentes, quando presentes. Esta pontuação é registada de 0 a 3. Um número de pontos superior ou igual a dois (> 2) define uma pontuação positiva. A pontuação é considerada negativa se for inferior a dois pontos (<2). Um qSOFA positivo identifica um paciente com alto risco mortalidade por sepse [9]. Para cada paciente do estudo, o escore qSOFA na admissão foi calculado retrospetivamente.

**3.6 Evolução :**

Após o episódio infecioso, avaliámos a evolução do doente. Considerou-se um resultado favorável quando :

- O desaparecimento da síndrome infecciosa
- Limpeza de imagens de raios X
- Negativação de uma amostra bacteriológica previamente positiva.
- A ausência de complicações.

A progressão é considerada desfavorável nos casos de :

-Complicações: choque sético, EH, aparecimento ou agravamento de insuficiência renal, ACLF, dificuldade respiratória, etc.

-Mortes: a mortalidade foi avaliada no hospital e durante um período de acompanhamento de 6 a 12 meses após o episódio infecioso. A mortalidade global foi definida como a mortalidade cumulativa durante um período de acompanhamento de 12 meses.

**4. Estudo estatístico :**

® Os dados foram introduzidos e analisados utilizando o software SPSS para Windows versão 20:

**4.1. Estudo descritivo :**

Calculámos o :

- Variáveis qualitativas: frequências simples e frequências relativas (percentagens)
- Variáveis quantitativas: médias, medianas, desvios-padrão e distribuição (valores extremos: mínimo e máximo).

**4.2. Estudo analítico :**

As comparações foram feitas utilizando o teste t de Student para as variáveis quantitativas e o teste do qui-quadrado de Pearson e o teste exato de Fisher para as variáveis qualitativas. Realizámos uma análise univariada utilizando um modelo de regressão logística, incluindo as variáveis com um valor de p inferior a 0,2 na análise univariada. Em todos os testes estatísticos, o nível de significância foi fixado em 0,05.

O desempenho da pontuação qSOFA em termos de mortalidade através do estudo da sensibilidade e especificidade utilizando curvas ROC e determinando áreas sob as curvas (AUROC).

**5. Considerações éticas :**

Como o nosso estudo foi retrospetivo, foi assinado consentimento. Mas a confidencialidade dos dados médicos foi respeitada. Não temos conflito de interesses.

## 6. Pesquisa bibliográfica :

Foi efectuada uma pesquisa bibliográfica nos sítios Web Pubmed e Science Diret utilizando as seguintes palavras-chave: cirrose, infeção, pontuação qSOFA, terapia antibiótica.

## 7. Considerações éticas

O anonimato rigoroso dos dados individuais foi mantido durante todo o estudo.

Os dados foram pseudonimizados e apenas o investigador principal conhecia a identidade doentes. Dada a natureza retrospetiva do estudo, não foi possível obter o consentimento informado dos doentes.

Não houve conflitos de interesse neste trabalho.

3 RESULTADOS

# 1. Estudo descritivo

## 1.1. Caraterísticas epidemiológicas dos doentes :

Durante o período de estudo (janeiro de 2016 a dezembro de 2020), hospitalizámos 145 doentes cirróticos com infecções bacterianas no serviço de Gastro-Entero-Hepatologia B do Hospital Universitário de Rabta.

Trinta e sete doentes não foram incluídos neste estudo. Estes doentes tinham uma história de patologia neoplásica progressiva que não o CHC (n=6) e/ou tinham, aquando da inclusão, um episódio de HDH (n=11), SHR (n=12) e/ou CHC (n=8).

Quarenta e sete pacientes foram excluídos do estudo. Os doentes excluídos foram aqueles que desenvolveram um segundo episódio de infeção bacteriana (n=15) ou uma das seguintes complicações durante o período do estudo:

- Uma HDH (n=8).
- Um SHR (n=7).
- Um CHC (n=3).

Foram também excluídos os casos de perda de seguimento (n=6) e os ficheiros incompletos (n=8).

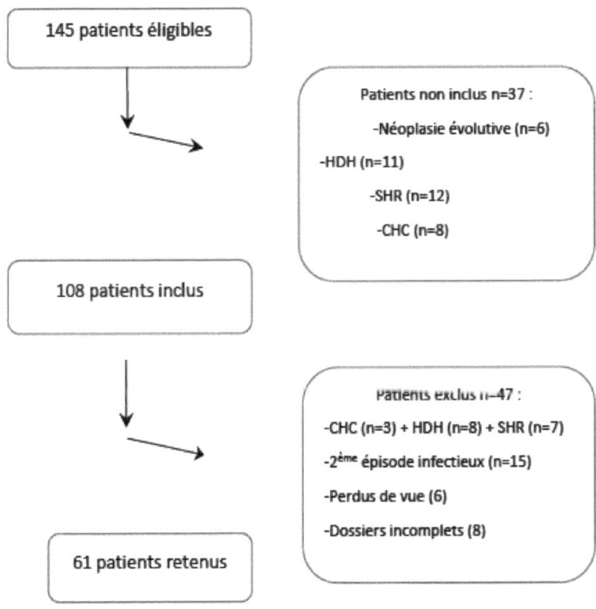


145 pacientes elegíveis

Doentes não incluídos n=37 :

-Neoplasia progressiva (n=6)

-HDH (n=11)

-SHR (n=12) -CHC (n=8)

108 pacientes incluídos

Doentes excluídos n=47 :

- HCC (n=3) + HDH (n=8) + SHR (n=7)
- 2º episódio infecioso (n=15)
- Perdidos e achados (6)
- Ficheiros incompletos (8)

61 pacientes selecionados

***Figura 1:*** *Critérios de inclusão e exclusão da população do estudo*

### *1.1.1. Idade :*

A idade média foi de 63±12 anos [extremos: 25-85 anos]. Quarenta e dois doentes (68,8%) tinham mais de 60 anos de idade. A Figura 2 mostra a distribuição dos doentes por grupo etário.

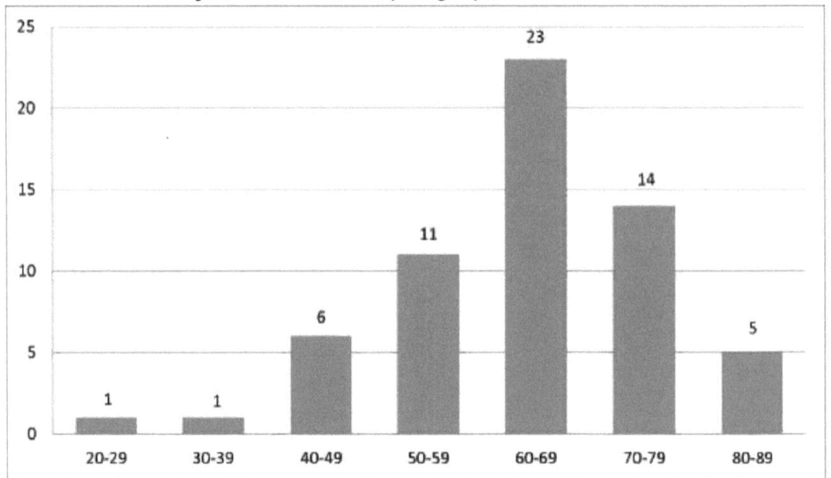


***Figura 2:*** *Repartição dos doentes por grupo etário.*

### *1.1.2. Género :*

Os doentes dividiam-se em 37 mulheres (61%) e 24 homens (39%), o que corresponde a um rácio de 0,65 homens/mulheres. **(Figura 3).**

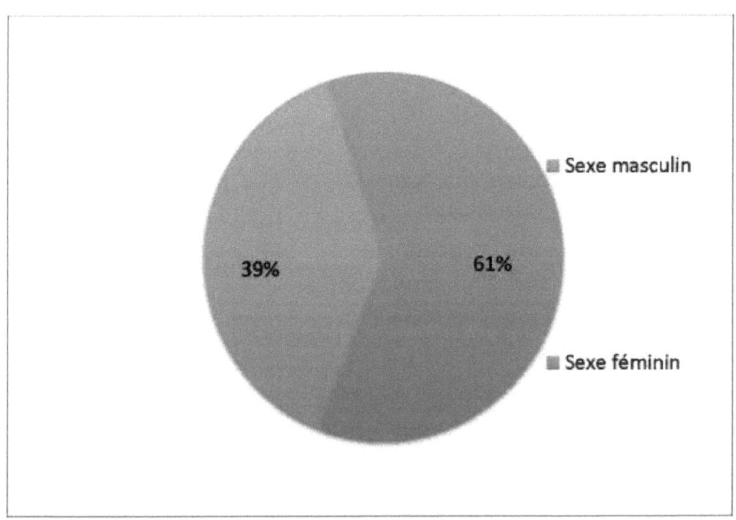


***Figura 3:*** *Distribuição dos doentes por género.*

### *1.1.3. Hábitos :*

Dezasseis dos nossos doentes eram fumadores (26,2%). O alcoolismo crónico superior a 20 gramas de álcool por dia, foi observado em 2 doentes (3,3%).

### *1.1.4. Comorbilidades :*

Trinta e sete doentes apresentavam comorbilidades (60,7%). As patologias mais frequentes diabetes e a hipertensão arterial, presentes em 20 (32,8%) e 16 (26,2%) doentes, respetivamente (Quadro I).

**Tabela I.** Principais co-morbilidades médicas extra-hepáticas

| *Patologias associadas* | Número de casos | Percentagem(%) |
|---|---|---|
| ***Diabetes*** | 20 | 32,8 |
| ***HTA*** | 16 | 26,2 |
| ***Doença cardíaca não isquémica*** | 5 | 8,2 |
| ***Hipotiroidismo*** | 4 | 6,6 |
| ***Insuficiência coronária*** | 4 | 6,6 |
| ***Insuficiência respiratória crónica*** | 4 | 6,6 |
| ***Insuficiência renal crónica*** | 2 | 3,3 |
| ***Lúpus eritematoso sistémico*** | 2 | 3,3 |
| ***Doença de Crohn*** | 1 | 1,6 |
| ***Doença celíaca*** | 1 | 1,6 |

## 1.2 Dados clínicos e biológicos no momento do episódio infeção bacteriana :

### *1.2.1. Circunstâncias da descoberta :*

Os principais sinais de descoberta do episódio infecioso foram descompensação ascítica ou edemato-ascitica (86,9%), dor abdominal (63,9%), astenia (62,3%) e febre (52,5%) (Quadro II).

***Tabela II.*** *Principais circunstâncias em que a infeção bacteriana é descoberta*

| Desenhos | Pacientes (n=61) | Percentagem (%) |
|---|---|---|
| Descompensação ascítica ou edemato-ascitico | 53 | 86,9 |
| Dor abdominal | 39 | 63,9 |
| Astenia | 38 | 62,3 |
| Febre | 32 | 52,5 |
| Sinais urinários | 24 | 39,3 |
| EH | 15 | 24,6 |
| Dispneia | 13 | 21,3 |
| Tosse | 12 | 19,7 |
| Vómitos | 7 | 11,5 |
| Arrepios | 7 | 11,5 |
| Diarreia | 6 | 9,8 |
| Placa inflamatória do membros inferiores | 3 | 4,9 |
| Dores nas articulações | 2 | 3,3 |

*Podem estar associados vários sintomas e o número total de sintomas pode variar.

os doentes podem ser mais de 100%.

Os tempos de consulta variaram entre 2 dias e 150 dias, com uma mediana de 8 dias [5-14].

### *1.2.2. Exame clínico :*

O estado geral, avaliado segundo a classificação da OMS, foi de 2 em 27 doentes (44,3%). Vinte e três doentes (37,7%) tinham uma pontuação da OMS entre 3 e 4, definindo um estado geral alterado. Onze cirróticos tinham uma pontuação da OMS entre 0 e 1 (18%).

A consciência foi avaliada utilizando a Escala de Coma de Glasgow (ECG). Este valor foi de 15 em 53 doentes (86,9%), 14 em 4 doentes (6,6%), 12 em 3 doentes (4,9%) e 11 num doente (1,6%).

A EH foi encontrada em 24 pacientes (39,3%). Foi classificada como grau 1 em 11 pacientes (18%), grau 2 em 9 pacientes (14,8%) e grau 3 em 4 pacientes (6,6%).

A ascite média a grande foi observada em 53 doentes (86,9%), associada a OMI renal em 48 doentes (78,8%). Nove doentes (14,8%) apresentavam ascite refractária. Os dados do exame clínico estão resumidos no Quadro III.

***Tabela III.*** *Dados do exame clínico*

| Sinais clínicos | Número (n=61) | Percentagem (%) |
|---|---|---|
| Ascite | 53 | 89,9 |
| OMI | 48 | 78,8 |
| Tensão arterial baixa | 34 | 55,7 |
| Polipneia | 29 | 47,5 |
| EH | 24 | 39,3 |
| Estado geral de saúde | 23 | 37,7 |
| Febre | 22 | 36,1 |
| Icterícia | 13 | 21,3 |
| Pleuresia | 7 | 11,5 |
| Estertores brônquicos | 6 | 9,8 |
| Sinais de desidratação | 5 | 8,2 |
| Erisipela | 4 | 6,6 |
| Garganta eritematopultácea | 1 | 1,6 |
| Leucorreia | 1 | 1,6 |

### *1.2.3. Dados biológicos :*

A anemia foi a anomalia biológica mais frequente, encontrada em 51 doentes (83,7%).

A hiperleucocitose foi observada em 15 doentes (24,6%).

A PCR estava elevada em 49 doentes, ou seja, 80,3% da população estudada. O nível médio foi de 37,78 mg/L ± 32,56 (2-178 mg/L) e o nível mediano foi de 30,6 mg/L [15-51,05].

A IR (que não a síndrome hepato-renal) foi registada em 6 doentes na admissão (9,8%).

A hiponatremia foi observada em 10 doentes (16,4%).

***Tabela IV.*** *Principais anomalias biológicas*

| Anomalia biológica | Força de trabalho | Percentagem (%) |
|---|---|---|
| **Anemia** | 51 | 83,7 |
| PCR elevada | 49 | 80,3 |

| | | |
|---|---|---|
| Hiperleucocitose | 15 | 24,6 |
| Hiponatremia | 10 | 16,4 |
| | IR6 | 9,8 |

### 1.3. Caraterísticas da doença cirrótica :

#### *1.3.1. Duração da cirrose no momento da infeção bacteriana :*

A mediana do tempo entre o diagnóstico positivo de cirrose e o episódio infecioso foi de 24 meses [11,5 - 45], com extremos que variaram de 0 meses a 300 meses.

A infeção foi inaugural em 15% dos casos (9 doentes).

#### *1.3.2. Etiologia da cirrose :*

As etiologias cirrose foram dominadas pelas infecções virais (63,9%), com predomínio da hepatite viral C (VHC) (37,7%) e da hepatite B (VHB) (26,2%) (16 doentes, incluindo uma co-infeção B-D).

A hepatite autoimune (AIH) foi observada em 7 doentes (11,5%), incluindo uma síndrome de sobreposição de hepatite autoimune e colangite biliar primária (AIH-PBC).

A cirrose alcoólica foi registada em dois doentes (3,3%).

As diferentes etiologias estão resumidas na figura abaixo (Figura 4).

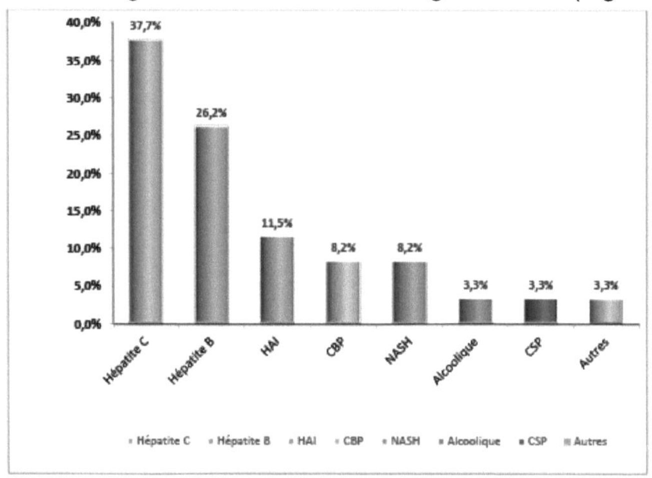


***Figura 4:*** *Causas da cirrose.*

#### *1.3.3. Gravidade da cirrose na altura da infeção bacteriana :*

1.3.3.1. <u>Pontuação Pugh da criança</u>

Trinta e um doentes foram classificados como Child Pugh C (50,8%) e 23 doentes (37,7%) Child Pugh B na altura da infeção bacteriana (Figura 5).

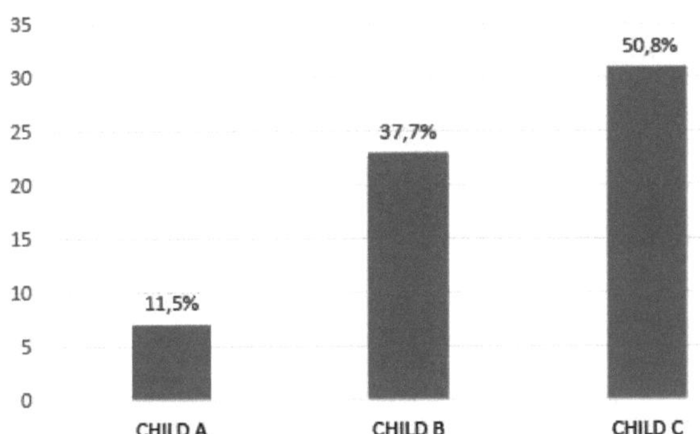


***Figura 5:*** *Distribuição dos doentes de acordo com a pontuação de Child Pugh*

1.3.3.2. Pontuação MELD

A mediana da pontuação MELD foi de14 [11-18]com extremos que variam de
6 a 39 (Figura 6).

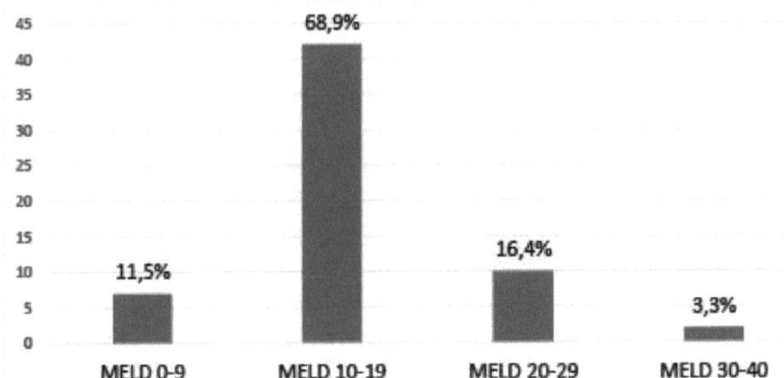


***Figura 6.*** *Distribuição de acordo com a pontuação MELD*

Foi maior ou igual a 15 em 28 doentes (45,9%).

## 1.4. Caraterísticas das infecções bacterianas :

### *1.4.1. Local e tipo de infeção :*

Os locais mais frequentes de infeção bacteriana diagnosticados na nossa série foram o urinário, em 26 doentes (42,6%), o líquido de ascite em 13 doentes (21,3%) e o broncopulmonar em 8 doentes (13,3%). A infeção urinária esteve associada a infeção espontânea do líquido ascítico em 1 doente (1,6%). A infeção osteoarticular foi observada em 3 doentes (4,8%) (Quadro V).

***Tabela V.*** *Diferentes locais de infeção*

| *Locais de infeção* | Números (N=61) | Percentagem (%) |
|---|---|---|

| | | |
|---|---|---|
| ***IU*** | 26 | 42,6 |
| ***ILA*** | 13 | 21,3 |
| ***Infeção broncopulmonar*** | 8 | 13,3 |
| ***Infeção da esfera ORL*** | 4 | 6,6 |
| ***Erisipela*** | 4 | 6,6 |
| ***Angiocolite por litíase aguda*** | 1 | 1,6<br>16 |
| ***Artrite séptica complicada do ombro sépsis*** | 1 | 1,6 |
| ***Espondilodiscite por brucelose*** | 1 | 1,6 |
| ***Infeção dos órgãos genitais inferiores*** | 1 | 1,6 |
| ***Tuberculose pulmonar e*** | 1 | 1 6 |
| ***osteoarticular*** | 1 | 1,6 |
| ***UI + ILA*** | 1 | 1,6 |

A infeção foi adquirida na comunidade em 100% dos doentes (61

doentes). Não se registaram casos de infeção associada aos cuidados de saúde.

***1.4.2. Os germes envolvidos :***

Trinta e dois germes foram isolados das várias amostras microbiológicas, representando 52,5% das infecções bacterianas selecionadas. Foram efectuados apenas 30 testes de suscetibilidade aos antibióticos (49,2% dos casos).

O germe foi identificado em 66% das ECBUs e em 20% das PELAs.

A espondilodiscite por Brucella foi excluída com base nos dados clínicos e radiológicos e na serologia Wright positiva.

Uma PCR positiva para *Mycobacterium tuberculosis* em biopsias brônquicas levou ao diagnóstico de tuberculose pulmonar associada ao mal de Pott.

Dos germes identificados, 81,3% eram BGN (26 doentes), dos quais *a Escherichia coli* (E. coli) foi o germe predominante em 53,5% dos casos. Foram encontrados PGCs em quatro doentes (12,5%). (Tabela VI).

foram observadas infecções polimicrobianas na nossa série.

***Tabela VI.*** *Germes incriminados de acordo com o local da infeção bacteriana.*

*infeção.*

| Localização do infeção documentada | Germe envolvido | Número (%) |
|---|---|---|
| Urinário (N=20) | • *E. coli* | 14 (43.9%) |

| | | |
|---|---|---|
| | • *Klebsiella pneumoniae*<br>• *Pseudomonas aeruginosa*<br>• *Staphylococcus epidermis*<br>• *Enterobacter aerogenes*<br>• *Citrobacter koseri* | 2 (6.5%) 1<br>(3.1%) 1<br>(3.1%) 1<br>(3.1%) 1<br>(3.1%) |
| Ascite (N=6) | • *E. coli* | 1 (3,1%) |
| | • *Klebsiella pneumoniae* | 1 (3,1%) |
| | • *Staphylococcus aureus* | 1 (3,1%) |
| | • *Streptococcus pneumoniae* | 1 (3,1%) |
| | • *Salmonella enterica* | 1 (3,1%) |
| | • *Staphylococcus epidermis* | 1 (3,1%) |
| Bronco-pulmonar (N=3) | • *Klebsiella pneumoniae* | 1 (3,1%) |
| | • Germes intracelulares | 1 (3,1%) |
| | • *Mycobacterium* tuberculosis | 1 (3,1%) |
| Osteoarticular (N=2) | • *Mycobacterium* tuberculosis | 1 (3,1%) |
| | • *Brucella* | 1 (3,1%) |
| Septicemia de início articular (N=1) | - *Staphylococcus aureus* | 1 (3,1%) |
| IU+ILA (N=1) | - *E. coli* | 1 (3,1%) |

*O germe intracelular responsável pela broncopneumonia não pôde ser isolado das amostras bacteriológicas, por falta de recursos, mas foi suspeitado com base na evidência clínica e radiológica, ou na ausência de melhoria com amoxicilina e ácido clavulânico e melhoria com macrólidos.

**Trata-se da mesma infeção tuberculosa (pulmonar e espinal).

### *1.4.3. Sensibilidade das bactérias isoladas aos antibióticos :*

De acordo com os resultados dos vários antibiogramas, dois dos germes incriminados (6,7%) eram bactérias MRB. Trata-se da *Klebsiella pneumoniaeBLSEisolada* da cultura de uma ECBU e do *Staphylococcus* aureus resistente à meticilina (isolado de hemoculturas). Os outros germes eram sensíveis aos antibióticos (N=19, ou seja, 63,3%). Dezasseis eram GNB (84,2%) e 3 eram PGC (15,8%) (Figura 7).

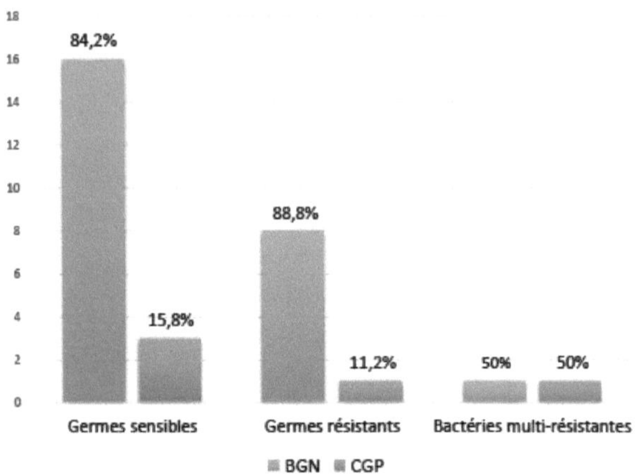


***Figura 7.*** *A sensibilidade dos germes aos antibióticos*

### *1.4.4. Caraterísticas terapêutica antibiótica escolhida :*

A antibioterapia empírica de 1ª linha foi administrada a 57 doentes (93%) logo que se suspeitou do diagnóstico e após a investigação da doença infecciosa ter sido orientada pelos dados clínicos.

Em 11 casos (18%), esta terapia antibiótica foi modificada após a recuperação dos dados do antibiograma.

A monoterapia foi utilizada em 88% dos casos (n=54), a terapia dupla em 11% (n=6) e a terapia anti-tuberculose quádrupla em apenas 1 doente.

A família dos beta-lactâmicos foi a classe mais prescrita (46 doentes; 75%).

Entre os antibióticos beta-lactâmicos, o C3G injetável (Cefotaxima) estava bem à frente dos outros antibióticos (54%).

A duração mediana do tratamento antibiótico foi de 10 dias [5-12], com extremos que variaram de 3 dias a 15 meses para a tuberculose pulmonar associada ao mal de Pott.

### 1.5. Pontuação qSOFA na admissão :

A pontuação qSOFA foi calculada retrospetivamente para todos os doentes incluídos no nosso estudo.

Quarenta e quatro por cento dos doentes (n=27) tiveram uma pontuação > 2, 93% dos quais tiveram uma pontuação igual a 2 e 7% dos quais tiveram uma pontuação igual a 3 (Figura 8).

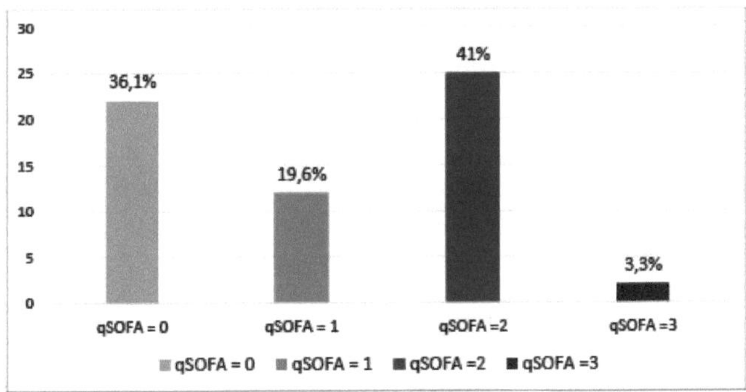


***Figura 8.*** *Distribuição dos doentes de acordo com a pontuação Qsofa*

Entre os parâmetros do escore qSOFA, aPAS<100mmHg foi o mais frequente, encontrado em 25 pacientes (92,6%). A polipneia foi registada em 24 doentes (88,9%).

A Figura 9 mostra a distribuição dos doentes com uma pontuação qSOFA >2 de acordo com os parâmetros clínicos afectados.

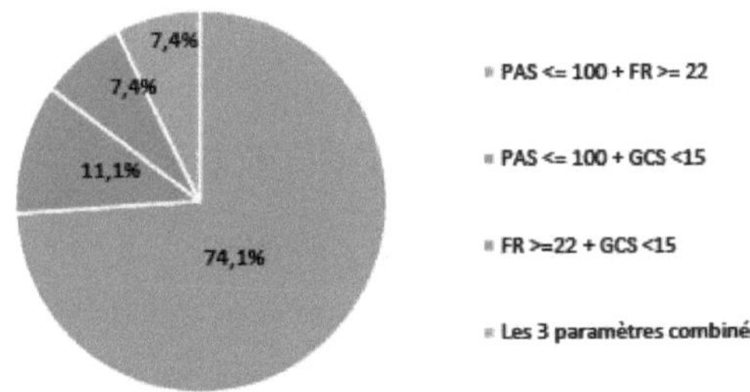


***Figure 9.*** *Distribuição dos doentes com uma pontuação qSOFA>2 de acordo com parâmetros clínicos*

## 9.6. Tendências a curto prazo :

### *9.6.1. Complicações intra-hospitalares*

Quarenta e seis doentes (75,4%) tiveram uma evolução favorável, avaliada pelo desaparecimento dos sintomas clínicos em 45 doentes (73,8%), pela resolução do SIB (n=45; 73,8%), pela negativação cultural de um exame bacteriológico previamente positivo (n=30; 49,2%) e pela depuração radiológica (n=5; 8,2%), na ausência de complicações, nomeadamente hemodinâmicas e neurológicas, e na ausência de agravamento da cirrose.

Durante o internamento, ocorreram uma ou mais complicações em 15 cirróticos (25%) (tabela VII).

A EH foi a complicação mais frequente, ocorrendo em 14 doentes (23%), seguida do aparecimento ou agravamento da IR (excluindo a síndrome hepato-renal (n=11; 18%).

A CED séptica foi registada em 9 doentes (14,8%), dois dos quais necessitaram de ser transferidos para uma unidade de cuidados intensivos médicos. Cinco doentes tiveram CDE de origem urinária (*E. coli* (n=2), *Klebsiella pneumoniae* (n=1), germes não identificados (n=2) e 3 doentes tiveram CDE complicando uma LPA (*Pneumococcus* (n=1) e germes não identificados (n=2). Um outro doente teve CDE associada a uma ITU associada a uma LPA (*E. coli*).

A ACLF foi observada em 6 doentes (9,8%).

***Tabela VII.*** *Complicações intra-hospitalares da infeção bacteriana*

| *Complicação* | Força de trabalho | Percentagem (%) |
|---|---|---|
| ***EH*** | 14 | 23 |
| ***Aparecimento ou agravamento um IR*** | 11 | 18 |
| ***EDC sético*** | 9 | 14,8 |
| ***Dificuldade respiratória*** | 7 | 11,5 |
| ***ACLF*** | 6 | 9,8 |

### *9.6.2. Complicações e pontuação qSOFA :*

Dos 14 doentes que desenvolveram uma complicação de AEH após o episódio infecioso, 12 (85,7%) tinham um qSOFA >2.

Oito (88,9%) dos nove doentes que desenvolveram EMD sético tinham uma pontuação qSOFA >2.

A tabela seguinte (Tabela VIII) mostra o número de doentes com um qSOFA positivo de acordo com as complicações que ocorreram.

***Tabela VIII.*** *Complicações intra-hospitalares e qSOFA*

| Complicação | Número e percentagem qSOFA >2 | (%) |
|---|---|---|
| EH | 12 | 85,7 |
| Início ou agravamento da IR | 9 | 81,8 |
| EDC sético | 8 | 88,9 |
| Dificuldade respiratória | 6 | 85,7 |
| ACLF | 6 | 100 |

### *9.6.3. Duração do internamento hospitalar :*

A duração mediana do internamento hospitalar foi de 18 dias [10-25], com extremos que variaram entre 2 dias e 52 dias.

## 9.7. Mortalidade :

### *9.7.1. Mortalidade global*

Vinte e cinco mortes (41%) ocorreram durante o período do estudo. A mediana do tempo até o óbito foi de 30 dias [0-315], com extremos que variaram de 1 dia, ou seja, no mesmo dia da admissão, a 1 ano (Figura 10).

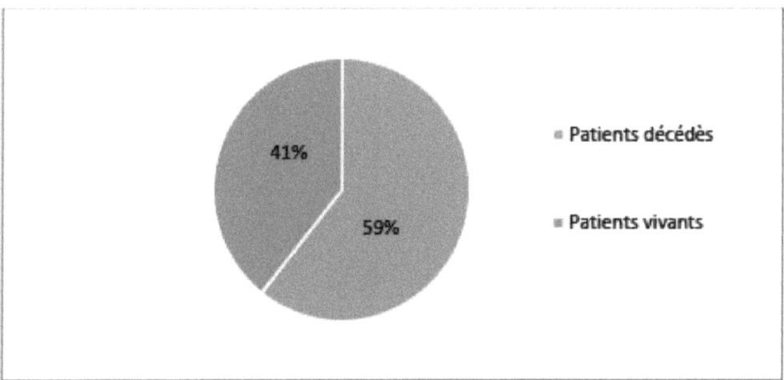


***Figure 10.*** *Mortalidade global*

A sobrevivência global média na nossa série foi de 161 meses (IC 95% entre 112 meses e 210 meses) com uma sobrevivência máxima de 336 meses. A sobrevida mediana foi de 108 meses (Figura 11).

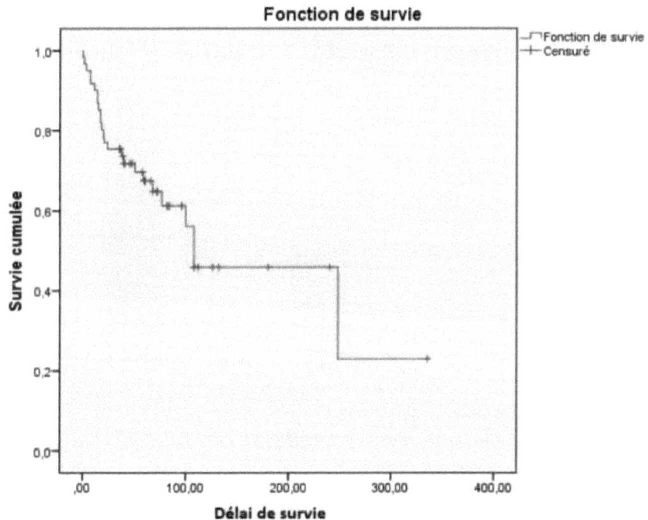


***Figura 11.*** *Curva de sobrevivência Kaplan Meier para 61 doentes*

### 1.7.2. Mortalidade intra-hospitalar

Dez doentes (16%) morreram durante a hospitalização devido a uma infeção bacteriana.

A morte ocorreu, em média, após 10 dias, com extremos que variaram de 1 dia a 25 dias.

Destes doentes que faleceram no hospital, sete doentes (70%) tinham uma LPA (5 dos quais estavam na fase de ascite refractária) e dois doentes (20%) tinham uma ITU. (Figura 12).

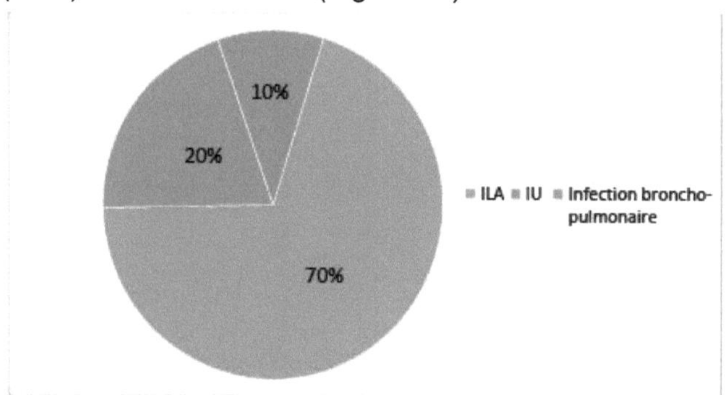


***Figure 12.*** *Mortalidade intra-hospitalar por local de infeção. infeção.*

Setenta por cento dos doentes que morreram no hospital (n=7) CHILD C (figura 13).

Oito doentes apresentavam um MELD >15 (80%). (Figura 14).

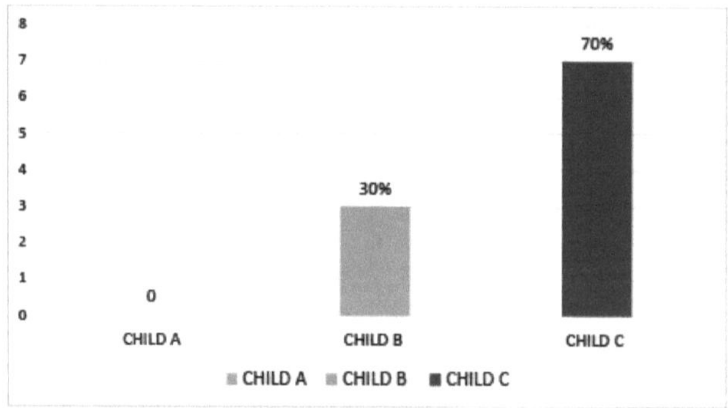


***Figure 13.*** *Mortalidade intra-hospitalar em função da CRIANÇA*

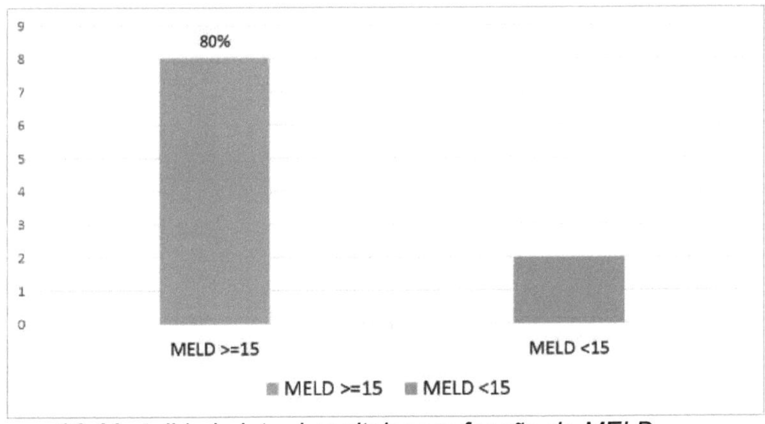


***Figura 14.*** *Mortalidade intra-hospitalar em função do MELD*

### ***1.7.3. Mortalidade durante o acompanhamento***

Quinze doentes (25%) faleceram durante o período de seguimento, com uma demora média de 224 dias e extremos que variaram entre 14 dias e 360 dias.

Onze doentes (18%) faleceram nos primeiros seis meses após o internamento e quatro doentes (6,6%) faleceram entre os seis e os doze meses após a alta hospitalar. As infecções mais frequentes nos doentes que faleceram durante o seguimento foram as urinárias (40%), broncopulmonares (20%) e cutâneas (20%) (Quadro IX).

***Tabela IX.*** *Tipos de infeção associados à mortalidade durante o seguimento*

| Local da infeção | Número de mortes | Percentagem |
|---|---|---|
| IU | 6 | 40% |
| Infeção broncopulmonar | 3 | 20% |
| Erisipela | 3 | 20% |
| ILA | 2 | 13% |
| IU+ ILA | 1 | 7% |

Dos doentes que morreram após a alta hospitalar, 11 (79%) tinham uma pontuação CHILD C e 7 (46,7%) tinham uma MELD > 15.

Dos doentes que faleceram nos seis meses seguintes à alta hospitalar, 9 (81,8%) CHILD C e 6 (54,5%) tinham MELD > 15 (Figuras 15 e 16).

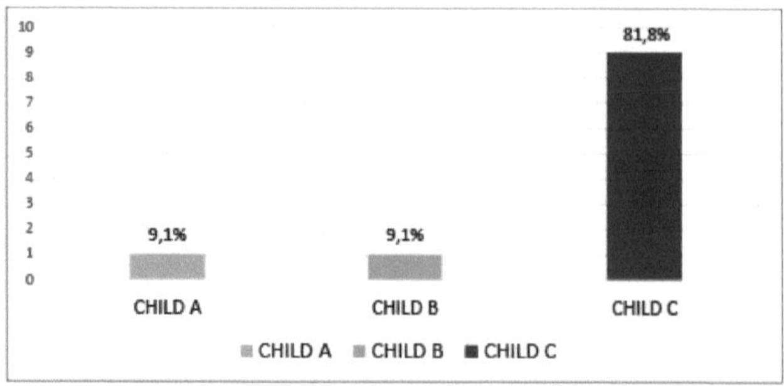


***Figura 15.*** *Mortalidade aos 6 meses segundo CHILD*

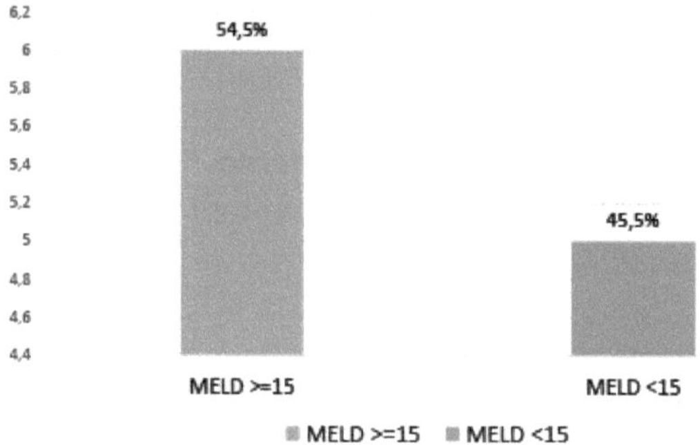


***Figura 16.*** *Mortalidade aos 6 meses de acordo com MELD*

Dos doentes que faleceram no prazo de 6-12 meses após a alta hospitalar, 3 doentes (75%) tinham uma pontuação CHILD C e 3 doentes (75%) tinham um MELD < 15 (Figuras 17 e 18).

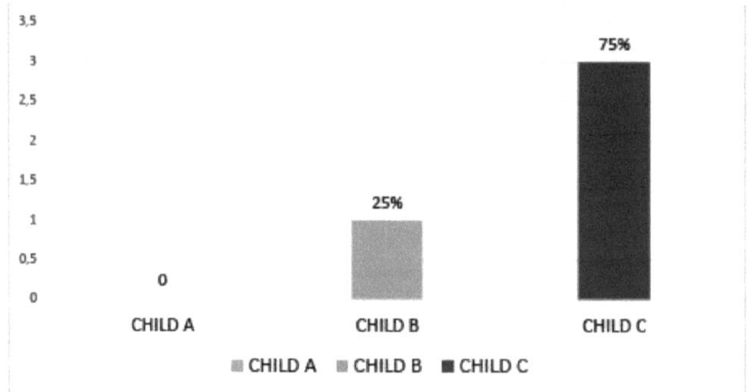


***Figura 17.*** *Mortalidade aos 12 meses segundo CHILD*

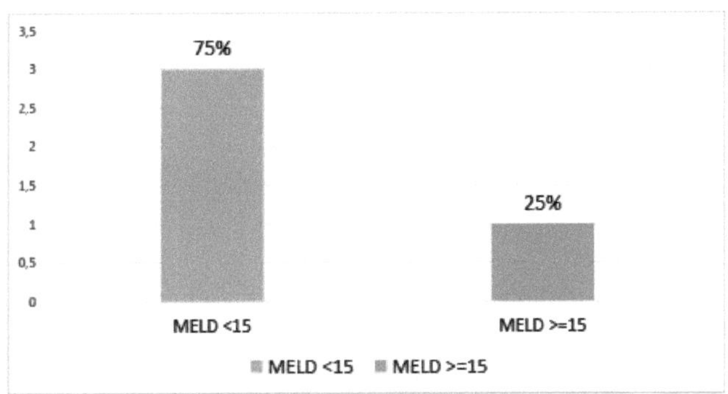


***Figura 18.*** *Mortalidade aos 12 meses de acordo com MELD*

### ***1.7.4. Mortalidade de acordo com a pontuação qSOFA :***

Dos 25 doentes que morreram, 24 (96%) tinham uma pontuação qSOFA > 2.

No hospital, nove (90%) dos dez doentes cirróticos que morreram tinham uma pontuação >2.

Todos os doentes que morreram durante o período de seguimento (n=15, 100%) tinham uma pontuação >2 (Figura 19).

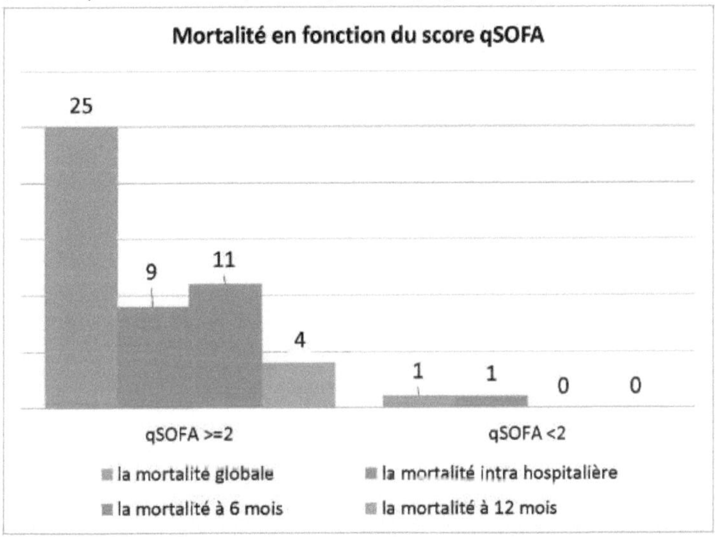


***Figura 19.*** *Mortalidade global, intra-hospitalar, aos 6 meses e aos 12 meses por pontuação qSOFA*

A sobrevida média no grupo de doentes com um score qSOFA <2 foi de 326 meses (IC 95% entre 308 meses e 344 meses) e no grupo com um score >2 foi de 60 meses (IC 95% entre 31 meses e 88 meses) com uma mediana de 24 meses (Figura 20).

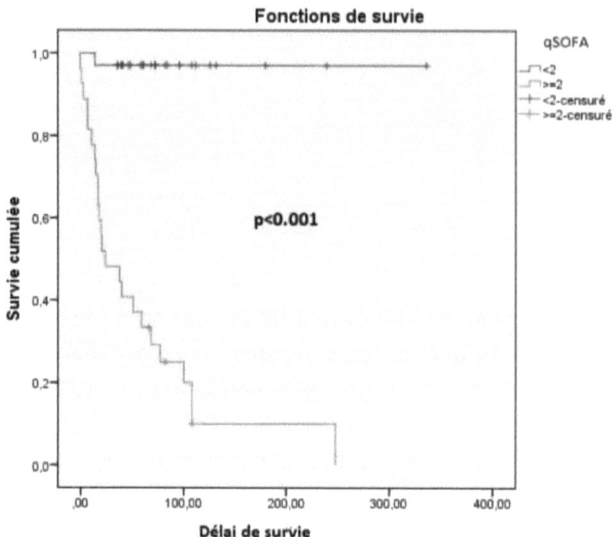


***Figura 20:*** *Curva de sobrevivência de Kaplan Meier em função da pontuação qSOFA*

O estudo de sobrevivência cumulativa mostrou uma diferença estatisticamente significativa entre os dois grupos (**p<0,001**).

## 2. Estudo analítico :

### 2.1. Análise univariada :

Realizámos um estudo univariado dos factores preditivos de morte na nossa população.

#### 2.1.1. *Factores associados à morte, para além da pontuação qSOFA :*

**2.1.1.1.** <u>Análise das caraterísticas dos doentes e dos dados </u>clínicos :

Foram analisados todos os parâmetros relacionados com terreno e os dados do exame clínico recolhidos aquando da admissão. Nenhum parâmetro relacionado com o terreno foi associado a um aumento do risco de morte.

O quadro X resume os dados do exame clínico associados um risco acrescido de morte

***Tabela X.*** *Parâmetros clínicos e mortalidade*

| Parâmetro analisado | Trabalhadores | Valor de p |
|---|---|---|
| SAR<=100mm Hg | 21 | **<0.001** |

| | | |
|---|---|---|
| Polipneia | 16 | **0.032** |
| GCS <15 | 8 | **0.004** |
| Estado geral de saúde | 16 | **0.001** |
| DOA | 24 | **0.006** |
| EH | 18 | **<0.001** |

### 2.1.2. *Análise de dados biológicos :*

Foram analisados todos os parâmetros biológicos relacionados com o episódio infecioso.

A hiperleucocitose, a PCR elevada e a hiponatremia foram associadas à mortalidade com um **p=0,04**, **p=0,01** e **p=0,002**, respetivamente.

### 2.1.3. *Infeção bacteriana :*

O tipo de infeção, o local e os germes envolvidos não foram associados a um risco elevado de mortalidade.

### 2.1.4. *Análise das caraterísticas da cirrose :*

Foram analisadas as pontuações CHILD-PUGH e MELD e o estádio de ascite refractária.

Os resultados estão resumidos no Quadro XI:

***Tabela XI.*** *Pontuações CHILD e MELD e mortalidade global*

| *Parâmetro* | Força de trabalho | Mortalidade global |
|---|---|---|
| ***CRIANÇA*** | | |
| ***CRIANÇA A*** | 1 | 0.127 |
| ***CRIANÇA B*** | 5 | **0.017** |
| ***CRIANÇA C Pontuação MELD*** | 19 | **0.001** |
| ***MELD>15*** | 15 | 0.06 |
| ***MELD < 15*** | 10 | 0.114 |
| ***Fase de ascite refractária*** | 7 | 0.480 |

## 2.2. A pontuação qSOFA :

### 2.2.1. *Associação da pontuação com complicações :*

A pontuação qSOFA>2 foi associada a um desfecho desfavorável, de acordo com os dados do nosso estudo, com um risco significativo **p=0,001**.

O quadro XII resume a associação da pontuação com as complicações registadas durante o episódio infecioso:

***Quadro XII.*** *qSOFA e complicações*

| *Complicação* | Força de trabalho | p |
|---|---|---|

| | |
|---|---|
| ***EH***12 | 0.844 |
| ***Início ou agravamento da IR***9 | 0.346 |
| ***EDC sético***8 | **0.035** |
| ***ACLF***6 | **0.008** |
| ***Dificuldade respiratória***6 | 0.064 |

Uma pontuação qSOFA >2 não foi associada a uma estadia hospitalar mais longa, de acordo com o nosso estudo (p=0,201).

**2.2.2. *qSOFA e mortalidade :***

Dos 25 doentes que morreram, 24 tinham uma pontuação qSOFA > 2, ou seja, 96% dos casos.

Uma pontuação >2 foi estatisticamente associada à mortalidade global com um **p<0,001**.

A Tabela XIII abaixo mostra a associação entre mortalidade e o escore qSOFA

***Quadro XIII.*** *qSOFA e mortalidade*

| *Mortalidade* | Força de trabalho | p |
|---|---|---|
| ***No hospital*** | **9** | **0.078** |
| ***Aos 6 meses*** | **11** | **0.366** |
| ***Aos 12 meses*** | **4** | **0.656** |

**2.2.3. Estudo analítico: curvas ROC para o desempenho da pontuação :**

**2.2.3.1. qSOFA e mortalidade global:**

O AUROC para a pontuação qSOFA foi de **0,953** (IC 95% 0,899 - 1) (Figura).

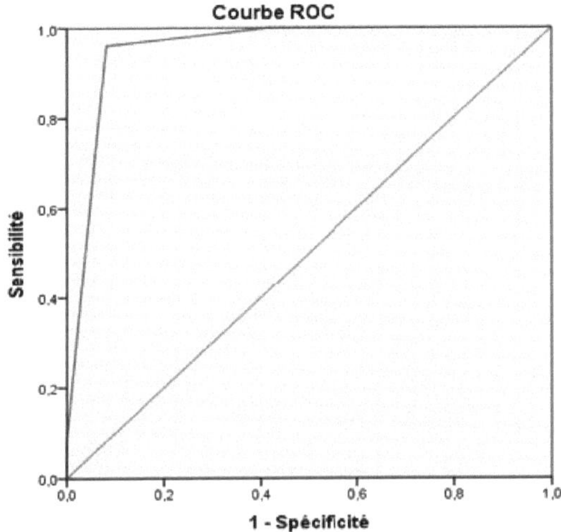


**Figura 21: Curva ROC da pontuação qSOFA e mortalidade global**

### 2.2.3.2. qSOFA e mortalidade intra-hospitalar aos 6 e 12 meses:

O AUROC para a pontuação qSOFA foi de **0,550** (IC 95% 0,300 - 0,800) para a mortalidade intra-hospitalar (Figura ).

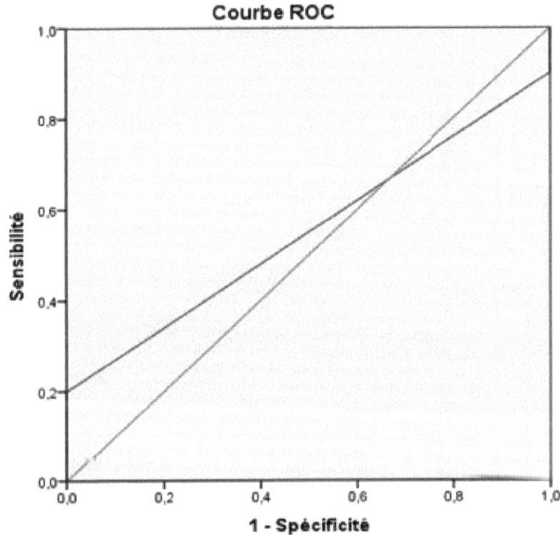


**Figura 22: Curva ROC da pontuação qSOFA e mortalidade intra-hospitalar**

O AUROC para a pontuação qSOFA foi de **0,524** (IC 95% 0,237 - 0,810) para a mortalidade aos 6 meses.

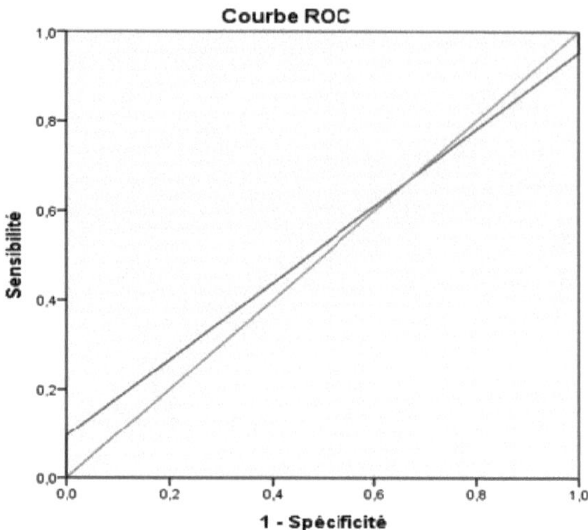


**Figura 23: Curva ROC da pontuação qSOFA e mortalidade aos 6 meses**

O AUROC para a pontuação qSOFA foi de **0,476** (IC 95% 0,190 - 0,763) para a mortalidade aos 12 meses (Figura).

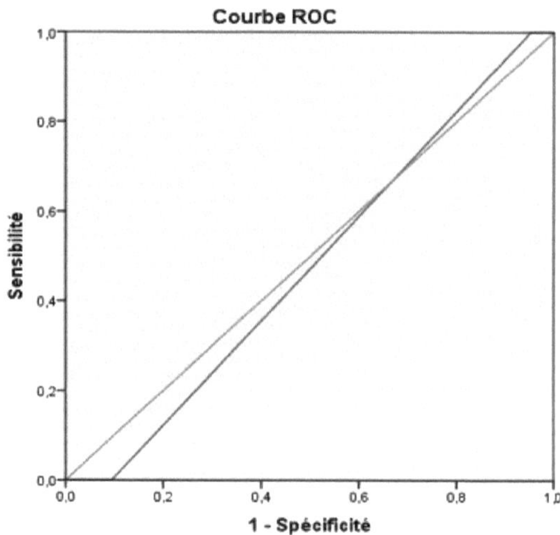


**Figura 24: Curva ROC da pontuação qSOFA e mortalidade aos 12 meses**

## 2.3. Análise multivariada :

um estudo multivariado dos factores preditivos de morte na nossa população.

Os factores preditivos de morte que surgiram no nosso estudo estão resumidos na tabela seguinte (Tabela XIV)

***Tabela XIV.*** *Factores preditivos de morte*

| Fator preditivo | Força de trabalho | p |
|---|---|---|
| **Desenvolvimento de um ACLF** | 6 | <0.001 |
| **SGS < 15** | 8 | <0.001 |
| **Desenvolvimento de um CDE** | 8 | <0.001 |
| **Estado geral de saúde admissão** | 16 | <0.001 |

## 4 DISCUSSÃO

Realizámos um estudo retrospetivo e descritivo no serviço de Gastroenterologia-Hepatologia B de La Rabta para avaliar a pontuação qSOFA em doentes cirróticos hospitalizados por infeção bacteriana, a principal causa de descompensação na cirrose.

Para tal, estudámos o perfil epidemiológico das infecções bacterianas numa população tunisina de doentes cirróticos, calculámos retrospetivamente a pontuação qSOFA na admissão e analisámos o valor prognóstico da pontuação nesta população em termos de complicações e mortalidade durante um período de 12 meses.

### 1. Principais resultados :

Durante o período de estudo, 61 doentes elegíveis foram hospitalizados por infeção bacteriana complicando a cirrose, com uma duração média progressão de 24 meses. A nossa população era predominantemente feminina e a idade média aquando da inclusão era de 63 ±12 anos. O tabagismo e o consumo de álcool foram registados em 26,2% e 3,3% dos doentes cirróticos, respetivamente. As principais comorbilidades foram a diabetes e a hipertensão, encontradas em 20 (32,8%) e 16 (26,2%) doentes, respetivamente. A etiologia viral (VHC ou VHB) foi a predominante, observada em 63,9% dos nossos doentes. A infeção foi inaugural em 15% dos casos. O principal motivo de consulta foi a DDA (78,8%), seguido da dor abdominal (63,9%). Os sinais urinários foram referidos em 39,4% dos casos. A duração média da consulta foi de 12 dias. O exame físico revelou ascite e hipotensão arterial em 86,9% e 55,7% dos doentes, respetivamente. A polipneia e a alteração do estado geral foram observadas em 47,5% e 37,7% dos casos, respetivamente. O SIB estava presente na maioria dos doentes (80,3%) nas análises laboratoriais. Aquando da admissão, a maioria dos doentes foi classificada como CHILD-PUGH C (50,8%) e 45,9% tinham uma pontuação MELD > 15. Foi efectuada uma investigação de doenças infecciosas em todos os doentes. A ITU (42,6%) e a LPA (21,3%) foram as mais frequentes. O agente infecioso foi identificado em trinta e dois doentes (52,5%). O BGN representou 81,3% dos germes isolados e *a Escherichia coli* foi o agente infecioso predominante (53,1%). A terapêutica antibiótica empírica de primeira linha foi iniciada em 93% dos doentes. Baseou-se principalmente em monoterapia (88%). Os C3G injectáveis foram as moléculas mais frequentemente prescritas (75%).

Uma pontuação qSOFA positiva (>2), calculada retrospetivamente, estava presente em 44% dos doentes. A mediana do internamento hospitalar foi de 18 dias, com um resultado favorável em 75,4% dos casos. Foram observadas uma ou mais complicações em 24,6% dos doentes. A encefalopatia hepática foi observada em 23% dos cirróticos infectados, e a progressão para DE séptica e ACLF foi observada em 14,8% e 9,8% dos doentes, respetivamente. Quarenta e um por cento dos cirróticos morreram durante o seguimento de 12 meses, com uma taxa de mortalidade intra-hospitalar de 16%. Vinte e quatro (96%) dos doentes cirróticos que faleceram tinham uma pontuação qSOFA >2. No nosso estudo, uma pontuação qSOFA positiva foi significativamente associada ao desenvolvimento de ICD séptica e FLA. Da mesma forma, a mortalidade global foi significativamente mais elevada nos doentes cirróticos com uma pontuação qSOFA >2. Do mesmo modo, ao analisar as curvas ROC para a pontuação qSOFA e a mortalidade, a área sob a curva (AUROC) foi de 0,953, 0,550, 0,524 e 0,476 para a mortalidade global, intra-hospitalar, aos 6 meses e aos 12 meses, respetivamente.

A previsão de mortalidade por análise univariada revelou uma associação significativa com os seguintes parâmetros clínicos: hipotensão arterial, EH, estado geral alterado, GCS<15, polipneia e DOA. A hiperleucocitose, a PCR elevada e a hiponatremia foram os factores biológicos significativamente associados ao óbito. Na análise multivariada, apenas o desenvolvimento de ACLF, a GCS<15, o desenvolvimento de EDC e o estado geral alterado se mantiveram como factores independentes preditivos de mortalidade.

## 2. Os pontos fortes e fracos do estudo :

### 2.1. Os pontos fortes do nosso estudo :

Os pontos fortes do nosso estudo foram :

-O tratamento da infeção bacteriana seguiu as recomendações das várias sociedades científicas, o que reduziu o risco viés durante o estudo estatístico.

O nosso estudo é o primeiro estudo tunisino a centrar-se exclusivamente no valor prognóstico da pontuação qSOFA após um episódio de infeção bacteriana em doentes cirróticos.

### 2.2. Os pontos fracos do nosso estudo :

No entanto, o nosso estudo tem uma série de limitações:

- A natureza retrospetiva e monocêntrica da recolha de dados
- O pequeno número de doentes estudados reduz o poder estatístico dos nossos resultados relativamente aos factores preditivos de morte.
- A heterogeneidade da população estudada em termos das caraterísticas da cirrose.

## 3. Infecções bacterianas em cirróticos :

### 3.1. Caraterísticas demográficas

A nossa população era constituída por 61 doentes com uma idade média de 63±12 anos. O grupo era predominantemente feminino, com um rácio de sexos de 0,65. Em estudos tunisinos sobre infecções em doentes cirróticos[10,11], a idade média foi de 63 e 59 anos, respetivamente.

Noutros estudos que investigaram o envolvimento de qSOFA na cirrose [1216], a população era predominantemente masculina e a idade média situava-se também na sexta década.

### 3.2. Caraterísticas associadas à cirrose

#### *3.2.1. Etiologias da cirrose*

O álcool foi a etiologia predominante [10,12,13,14] nas várias séries relatadas na literatura. A etiologia viral esteve presente em apenas 5 a 20% dos casos [10,12,13,14]. Na nossa série, a cirrose viral (C ou B) foi a mais comum. O álcool esteve presente em apenas 3,3% dos casos. Este achado pode explicado pela distribuição geográfica heterogénea das etiologias da cirrose, dominada pela origem alcoólica nos países ocidentais [14,15].

#### *3.2.2. Gravidade da cirrose :*

No nosso estudo, a classe C de Child-Pugh foi predominante na altura do episódio infecioso (51%). Este facto é consistente com os dados da literatura[10-13,14]. A mediana da pontuação MELD na nossa série foi de 14 pontos. Num estudo observacional suíço de M. Müller et al [15] e no estudo de Kim et al [16] que avaliou a pontuação qSOFA em 186 e 1622 cirróticos infectados, respetivamente, a média do MELD foi de 15 pontos.

### 3.3. Caraterísticas do episódio infecioso

#### *3.3.1. Caraterísticas clínicas :*

O motivo de consulta predominante nos nossos doentes foi a distensão abdominal associada a edema dos membros inferiores em relação ao DOA (78,8%), seguido do aparecimento de dor abdominal (63,9%), astenia (62,3%), febre (52,5%) e sinais urinários (20%). A mediana do tempo de consulta foi de 8 dias.

Na literatura, os motivos de consulta e admissão de cirróticos infectados variaram de estudo para estudo. Os sinais clínicos mais frequentemente relatados foram a síndrome edemato-ascitica (34%), febre (21%) e SE (11%) [18]. A dor abdominal foi responsável por 49% das consultas em casos de LPA [19].

O diagnóstico de infecções bacterianas em doentes cirróticos continua a ser complicado devido à inespecificidade e subtileza dos sinais clínicos[2]. Este facto pode explicar os longos atrasos na consulta observados nestes doentes. Na literatura, os estudos têm-se centrado principalmente na LPA[20]. Os sinais de irritação peritoneal ou de inflamação sistémica, como febre, taquicardia e diarreia [19], dominam geralmente o quadro clínico dos doentes incluídos nestes estudos.
Na nossa série, o exame clínico revelou DOA em 78,8% dos doentes, febre em 36,1% e estado geral alterado em 37,7% dos doentes. O estudo americano de Orman et al, que incluiu 79092 doentes cirróticos e avaliou o seu estado geral, mostrou que 13% tinham um estado geral alterado. Este grupo de doentes teve uma mortalidade global significativamente elevada[21].

***3.3.2. Caraterísticas biológicas :***

Foram efectuados exames biológicos em todos os nossos doentes. As principais anomalias foram a anemia (83,7%) e a elevação da PCR (80,3%). A hiperleucocitose foi registada em 24,6% dos doentes. A hiponatremia e a IR foram observadas em 16,4% e 9,8% dos casos, respetivamente.
Numa meta-análise [22], foi encontrada uma PCR elevada (>29 mg/l) em 37,3% dos doentes. A literatura apresenta uma grande variedade de valores-limite para a PCR [23]. Os autores tendem a escolher um limiar mais elevado do que o habitual na população em geral, dado que a produção de PCR pelo fígado está diminuída na cirrose. No nosso estudo, escolhemos um limiar >10mg/l para definir PCR elevada. Este limiar foi altamente discriminatório no estudo de Papp et al [24] (o AUROC da PCR foi de 0,93 com uma sensibilidade de 84% e uma especificidade de 91%).
Além disso, de acordo com os nossos resultados, 83,7% dos doentes apresentavam anemia. A anemia é observada em 75% dos cirróticos de acordo com a literatura [25] e é geralmente multifatorial (hiperesplenismo, hemorragia, etc.).
Esta anemia é tanto mais presente e grave quanto mais avançada for a cirrose. Os valores de hemoglobina são inversamente proporcionais à pontuação MELD e são significativamente mais baixos nos cirróticos com uma pontuação Child mais elevada[26].
Na nossa série, a maioria dos cirróticos infectados foi classificada como Child C. A gravidade da doença hepática poderia, portanto, explicar a elevada prevalência de anemia nos doentes do nosso estudo.

A hiperleucocitose, definida como uma contagem > 10000 ele/mm3, estava presente em apenas 24,6% dos nossos doentes. Este facto pode ser atribuído a um aumento "relativo" da contagem de leucócitos para valores normais nestes doentes com leucopenia devido a hiperesplenismo [27].

Além disso, em pacientes cirróticos, a hiponatremia está significativamente associada a um maior risco de mortalidade [9,25]. Este parâmetro biológico é amplamente procurado em estudos de prognóstico de pacientes cirróticos, particularmente cirróticos infectados [8,28]. Diagnosticámos hiponatremia em 16,4% dos nossos doentes. Nos estudos tunisinos acima citados, a hiponatremia foi observada em quase metade dos cirróticos infectados, ou seja, em 48% dos doentes [10], e em cerca de um terço dos doentes (29,9%) no estudo de Houissa et al[9]. Neste último estudo, a hiponatremia foi significativamente correlacionada com a morte (p=0,049).

A IR foi registada em apenas 10% dos nossos doentes. Num estudo prospetivo italiano que avaliou a IR em doentes cirróticos infectados, esta foi de 23% em doentes sem ascite versus 59% em doentes com ascite[29]. A baixa prevalência de IR na nossa série pode ser explicada pela não inclusão de doentes com SHR e pela exclusão daqueles que desenvolveram esta complicação durante o seguimento.

### *3.3.3. Caraterísticas microbiológicas*

Na nossa série, o germe responsável pela infeção foi isolado em 52,5% dos casos. Na literatura[8,30], foi isolado um germe em quase dois terços das infecções. Os BGN foram os germes mais frequentemente incriminados nos doentes do nosso estudo, sendo *a Escherichia coli* o agente infecioso mais frequentemente identificado, em 53,5% dos doentes.

Os PGCs foram encontrados em 12,5% dos casos. Estes dados são consistentes com a literatura. Os BGN continuam a ser os germes predominantes, causando mais de metade de todas as infecções (53%). *A Escherichia* coli esteve presente em 2/3 das infecções de acordo com vários estudos [14,27,29]. As CGP foram implicadas em 39% dos casos [30]. No nosso estudo, os BMR foram encontrados em apenas 2 doentes (7%). Estes eram uma *Klebsiella pneumoniae* secretora de ESBL e um *Staphylococcus* aureus resistente à meticilina. Na literatura, a prevalência global de BMR em infecções cirróticas é de 34%[13,31], um valor muito superior ao nosso. Este facto pode ser explicado pelo pequeno número dos nossos doentes, pelo perfil bacteriológico dos germes em função do local de infeção [32,33] e pelo ecossistema bacteriano, que é específico de cada serviço hospitalar [34].

### 3.3.4. *Sede da infeção :*

Com base nos resultados do nosso estudo, as infecções do trato urinário representaram 42,6% de todas as infecções bacterianas, seguidas da LPA e das infecções broncopulmonares, que foram encontradas em 21,3% e 13,3% dos nossos doentes, respetivamente. Estes valores são consistentes com um estudo retrospetivo tunisino [11] que avaliou os factores preditivos de mortalidade em 97 cirróticos infectados. As infecções identificadas foram, por ordem de frequência, urinárias (38%), ascíticas (30%), broncopulmonares, cutâneas e ginecológicas.

Na literatura, e em particular num estudo multicêntrico francês [30] que incluiu 1093 doentes cirróticos, a infeção mais frequente foi a infeção do trato urinário (29%), seguida da infeção do trato urinário (20%) e da infeção broncopulmonar (17%). Estes resultados estão de acordo com os de um estudo prospetivo e multicêntrico realizado por Piano S et al [13].

## 3.4. Terapia antibiótica

A antibioticoterapia intravenosa probabilística foi prescrita imediatamente após a recolha de amostras microbiológicas adequadas de todos os nossos doentes. Esta prescrição foi posteriormente adaptada aos resultados das amostras. O nosso tratamento terapêutico estava em total conformidade com as recomendações das sociedades científicas [8].

De facto, qualquer atraso no início do tratamento com antibióticos está associado a uma taxa de mortalidade mais elevada [35]. A escolha da antibioterapia probabilística deve, por conseguinte, depender do local e da gravidade da infeção, bem como do perfil microbiológico dos germes adquiridos no hospital e na comunidade [8,35]. No nosso estudo, a família dos beta-lactâmicos foi a classe mais utilizada (75%). Os C3G injectáveis (cefotaxima) estavam bem à frente dos outros antibióticos, prescritos como terapêutica mono ou dupla em 54% dos casos. A duração do tratamento depende da natureza da infeção e da evolução posterior. A duração média na nossa série foi de 10 dias.

Durante muitos anos, os C3G injectáveis foram considerados o padrão de ouro no tratamento de infecções em doentes cirróticos. Isto deve-se ao facto de as C3Gs serem activas contra enterobacteriaceae e estreptococos não enterocócicos, os germes mais frequentemente implicados em infecções do trato urinário e ILA em doentes cirróticos

[36]. Além disso, esta classe é geralmente bem tolerada [37].

## 4. Complicações e evolução

### 4.1. Duração do internamento hospitalar

A duração média da hospitalização foi de 19 dias. Estes resultados estão de acordo com um estudo retrospetivo tunisino de cirróticos infectados, onde a duração média de hospitalização foi também de 19 dias [11].

Na literatura, a duração média de hospitalização durante um episódio infecioso em doentes cirróticos é variável. Estima-se que seja de 15 dias num estudo português [38] e de 4 dias num estudo americano [3]. No estudo suíço de M. Müller et al [15] e no estudo de Kim et al [16], a duração média de hospitalização foi de 8 dias.

### 4.2. Evolução a curto prazo e complicações intra-hospitalares

Na nossa série, a EH foi a complicação mais frequente, ocorrendo em 14 doentes (23% dos casos). Num estudo italiano, esta complicação foi observada em 79% dos casos[13]. A IR foi observada em 18% dos nossos pacientes. Na literatura, um terço dos doentes cirróticos infectados desenvolve IR funcional[39], que é de origem pré-renal e se deve a uma diminuição do fluxo sanguíneo renal após vasodilatação arterial dos territórios esplâncnico e sistémico. Continua a ser a causa mais comum, e a função renal é frequentemente melhorada pelo simples preenchimento vascular [40]. Nove pacientes da nossa série (14,8%) desenvolveram ICD séptica, 2 dos quais necessitaram de transferência para uma unidade de cuidados intensivos médicos. Este número é consistente com o estudo multicêntrico internacional de Piano S et al. Nesta série, treze por cento das infecções bacterianas foram complicadas por CED séptica [13]. Em doentes cirróticos, a incidência média de sépsis grave é estimada em 4,5% por ano. Esta incidência é cinco vezes superior à da população em geral e está essencialmente associada à gravidade da cirrose [41]. A ACLF foi observada em 9,8% dos nossos pacientes. Esta complicação foi registada em 37% dos doentes no estudo multicêntrico europeu de Moreau et al[42], que envolveu 1343 cirróticos. De acordo com a literatura, as infecções bacterianas estão associadas a um risco acrescido de progressão para FCA e falência multiorgânica[42,43].

### 4.3. Mortalidade :

Na nossa série, a mortalidade afectou 41% dos doentes, 40% dos quais morreram no hospital e 60% durante o seguimento de 12 meses após o episódio infecioso. Com base em dados de outros estudos

Na Tunísia[11], a taxa de mortalidade intra-hospitalar foi de 30,9%, o dobro da observada no nosso estudo. O choque sético (56,7%) e a falência multi-visceral foram as causas diretas de morte.

Numa grande revisão da literatura realizada por Arvaniti et al [44], que incluiu 178 estudos publicados entre 1978 e 2009 e que envolveram 11.987 doentes cirróticos, os autores verificaram que a ocorrência de uma infeção nestes doentes quadruplicava a taxa de mortalidade, com taxas de cerca de 31,5% e 66,2% ao mês e aos 12 meses, respetivamente. Este estudo realçou o facto alarmante de que quase metade dos doentes cirróticos que sobrevivem à sépsis morrem no prazo de um ano. Consequentemente, um tratamento eficaz, rápido e precoce é um verdadeiro problema de sobrevivência para os doentes cirróticos infectados.

O quadro seguinte resume os dados da literatura relativos à taxa de mortalidade intra-hospitalar e ao seguimento de um mês em doentes cirróticos na sequência de uma infeção.

***Tabela XV.*** *Taxa de mortalidade intra-hospitalar em cirróticos infectados cirróticos infectados nos vários estudos que utilizaram a pontuação qSOFA*

| Estudo | População total (n) | Número de doentes que morreram | Mortalidade (%) |
|---|---|---|---|
| O nosso estudo | 61 | 10 | 16,4 |
| M. Müller et al **[15]** | 186 | 29 | 15,6 |
| Augustinho e al.**[14]** | 382 | 45 | 27 |
| Piano S et al [12] | 259 | 45 | 17 |
| Piano S et al. [13] | 1302 | 293 | 23 |
| Kim et al. [16] | 1622 | 244 | 15 |

**5. Pontuação do prognóstico qSOFA**

**5.1. Interesse da pontuação qSOFA em cirróticos infectados**

É sabido que os critérios SRIS (Anexo 5) para o diagnóstico de sépsis são imprecisos em doentes com cirrose e infecções bacterianas [12]. De facto, os doentes cirróticos podem apresentar leucopenia devido a hiperesplenismo, taquipneia devido a encefalopatia hepática ou à presença de ascite e bradicardia devido à prescrição cada vez mais generalizada de beta-bloqueadores para prevenir a hemorragia digestiva.

Em 2016, um grupo de peritos introduziu novos critérios de diagnóstico para a definição de sépsis na população em geral. A sépsis é agora definida como a combinação de infeção, resposta do hospedeiro e disfunção orgânica [9]. A pontuação qSOFA foi desenvolvida no contexto deste consenso. É a pontuação mais recente recomendada para a gestão de doentes infectados. É atribuído um ponto cada vez que o SCG é inferior ou igual a 15, a PAS é inferior ou igual a 100 mmHg e a FR é superior ou igual a 22. A soma dos pontos determina a pontuação qSOFA. Este novo score, que não tem em conta dados biológicos no seu cálculo, parece ser uma forma simples e rápida de identificar os doentes em risco de desenvolver sépsis. No entanto, a utilização deste score para avaliar o prognóstico em doentes com cirrose e infeção bacteriana continua a ser reduzida[10,12,14].

### 5.2. Pontuação qSOFA na admissão :

No nosso estudo, 44% dos nossos doentes (n=27) tiveram uma pontuação superior ou igual a 2, ou seja, uma pontuação positiva. A tabela seguinte compara os resultados do nosso estudo com os de estudos realizados em doentes cirróticos infectados com um resultado qSOFA positivo na admissão.

***Tabela XVI.*** *Pacientes com um qSOFA positivo na admissão nas diferentes séries*

| Estudo | | Número de trabalhadores (n) | qSOFA >2 n (%) |
|---|---|---|---|
| **O nosso estudo** | | 61 | 25 (44%) |
| **M. Müller et al**[15]. | | 186 | 22 (12%) |
| **F.de Augustinho e** | **al.** [14] | 164 | 33 (20%) |
| **Piano S et al.** | [12] | 259 | 60 (23%) |
| **Piano S et al.** | [13] | 1302 | 255 (23%) |
| **Kim et al.** | [1 | 1622 | 231 (14,2%) |

De notar que a percentagem de doentes com um score positivo à admissão na nossa série é quase o dobro da observada na literatura. Apesar das semelhanças entre a nossa população e a destes estudos recentes em termos de dados demográficos dos doentes (idade, comorbilidades) e de gravidade da doença hepática (pontuações CHILD e MELD), não é possível encontrar uma explicação. Uma razão possível poderia ser um atraso maior na consulta para os nossos doentes (um atraso médio de 8 dias). Embora o tempo de consulta não tenha sido especificado nestas séries.

**5.3. Desempenho da pontuação qSOFA em cirróticos infectados** A pontuação qSOFA > foi associada a um desfecho desfavorável, de acordo com os dados do nosso estudo, com um risco significativo **(p=0,001).** De facto, o desenvolvimento de ACLF ou EDC sético em doentes com uma pontuação positiva está aumentado com um valor de p igual a **0,008** e **0,035**, respetivamente. Este resultado está de acordo com o da série multicêntrica italiana de Piano S et al[12,13]. Estes dois estudos prospectivos sublinharam o papel comprovado deste score clínico na identificação de doentes cirróticos infectados em risco de complicações. Por conseguinte, é necessária uma gestão num ambiente adequado de cuidados intensivos.

Na nossa série, dos 25 pacientes que morreram, 24 tinham um escore qSOFA > 2, ou seja, 96% dos casos. A análise estatística mostrou que um score positivo se correlacionou significativamente com uma mortalidade global elevada (**p < 0,001**), com uma área sob a curva ROC de **0,953**, demonstrando uma boa sensibilidade, sem ser um fator preditivo de mortalidade intra-hospitalar (**p=0,078**) ou ter um bom desempenho, como demonstrado pelo AUROC do score de **0,550** (IC 95% 0,300 - 0,800). Da mesma forma, este score não se correlacionou com a mortalidade a médio e longo prazo (**p=0,366** e **p=0,656**, respetivamente).

No estudo de Augustinho et al [14], a AUROC do escore qSOFA para mortalidade geral foi de 0,820 (IC 95% 0,717 - 0,923). No estudo de Kim et al [16], a AUROC do escore qSOFA foi de 0,67 (0,64-0,70) para mortalidade intra-hospitalar, com uma sensibilidade de 39,6% e uma especificidade de 86,7%. Para a mortalidade em 1 mês e 3 meses, foi de 0,63 (0,61-0,66) e 0,60 (0,57-0,63), respetivamente.

Nenhum estudo na literatura examinou o valor a longo prazo deste score

em doentes cirróticos infectados. A mortalidade intra-hospitalar e o seguimento de um mês foram avaliados [10-13,14]. Dos doentes que faleceram na nossa série, apenas um faleceu no seguimento de um mês, após a alta hospitalar.
Na série de Kim et al [16], a mortalidade foi avaliada num seguimento de 3 meses. Os resultados deste estudo mostraram que o score qSOFA não só tinha um valor preditivo para a mortalidade intra-hospitalar ($p<0,001$) e para a mortalidade a 1 mês ($p<0,001$), mas também para o seguimento a 3 meses ($p<0,001$).
De acordo com o mesmo estudo, a pontuação qSOFA teve uma especificidade de 86,7% na previsão da mortalidade intra-hospitalar, superando a do CLIF-SOFA (78,7%) e a do Sepsis-3 (74,8%). No entanto, este score teve a sensibilidade mais baixa (36,6%) em comparação com os outros scores.
Na mesma série tunisina relatada anteriormente [11], o escore qSOFA na admissão foi calculado. Este score foi significativamente mais elevado nos doentes que faleceram do que nos que sobreviveram. Na literatura, e como já foi referido, a reavaliação deste score em doentes cirróticos após infeção tem sido objeto de muito poucos estudos [12,14].
Na literatura [10-12,14], este escore foi significativamente associado à mortalidade intra-hospitalar e à mortalidade a curto prazo, definida como mortalidade dentro de 30 dias da admissão. Esses estudos demonstraram a superioridade desse escore em relação ao SRIS, que é amplamente utilizado para prever a mortalidade em pacientes cirróticos infectados. Segundo os autores destes estudos, o SRIS já não constitui um score de prognóstico para a avaliação de doentes cirróticos infectados. De facto, este score reflecte uma resposta adequada à infeção e já não corresponde à nova definição de sépsis[9]. A sépsis representa agora uma resposta desregulada do organismo e pode levar a disfunções orgânicas, uma causa direta morte após a infeção.
Além disso, no estudo brasileiro de Augustinho et al[14], quando o escore qSOFA era negativo (< 2) na admissão, o prognóstico dos pacientes estava fortemente ligado à ocorrência de disfunção orgânica complicando o episódio infecioso. Por conseguinte, os doentes devem ser cuidadosamente avaliados nas primeiras 48 horas (H48) após a admissão. Se o qSOFA for maior ou igual a 2, na H48, e/ou se o doente desenvolver ACLF, recomenda-se a hospitalização em cuidados intensivos. A taxa de sobrevivência para os doentes transferidos para a unidade de cuidados intensivos foi de 48% em comparação com 24%

para os doentes não transferidos com uma pontuação positiva e/ou ACLF na H48 da admissão. O mesmo estudo propôs um algoritmo para estimar a gravidade da infeção em doentes cirróticos descompensados hospitalizados por infeção bacteriana, com base na pontuação qSOFA. Este algoritmo é apresentado na figura abaixo.

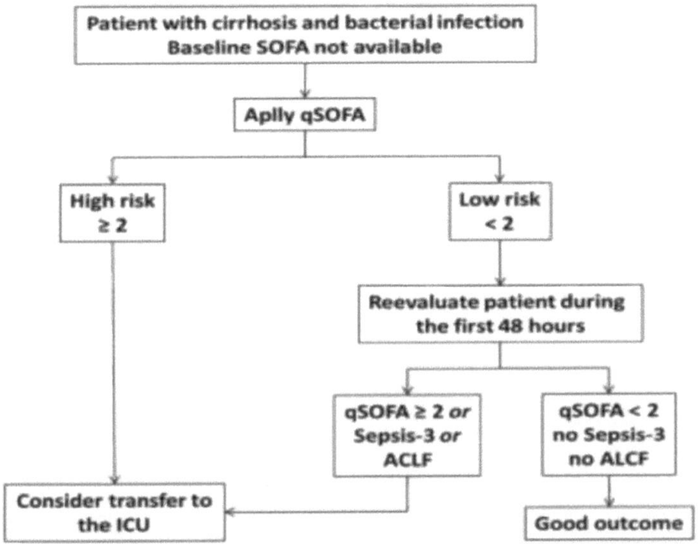


***Figura 25.*** *Algoritmo sugerido para avaliar a gravidade da infeção em doentes cirróticos com um qSOFA negativo na admissão [14].*

No estudo suíço de M. Müller et al[15], o qSOFA não se correlacionou com a mortalidade (p=0,755), as admissões nos cuidados intensivos (p=0,152) ou a duração da hospitalização (p=0,489) em doentes cirróticos descompensados. Os autores do presente estudo avaliaram este score em doentes cirróticos descompensados com e sem infeção. Os autores acreditam que os doentes cirróticos descompensados podem partilhar uma certa semelhança fisiopatológica com os doentes não cirróticos infectados com sépsis. A qSOFA poderia, portanto, por analogia, ter interesse prognóstico em pacientes descompensados. No entanto, os resultados acima referidos não apoiaram esta hipótese. O desempenho preditivo comprovado para a população em geral [7] não pode ser aplicado a um subgrupo específico de pacientes, neste caso, pacientes cirróticos descompensados. O qSOFA parece ser um score de prognóstico menos eficaz em termos de descompensação da cirrose. Seria mais adequado e relevante no caso infeção.

De notar ainda que, na nossa série, o score qSOFA parece estar associado à mortalidade a curto prazo. No estudo analítico, quanto maior o tempo de seguimento, maior o valor de "p" e, portanto, menor o seu valor estatístico (p=0,078 no contexto intra-hospitalar, p=0,366 aos 6 meses e p=0,656 aos 12 meses).
Tendo em conta o que precede, a pontuação qSOFA, que é uma pontuação puramente clínica, tem o seu lugar no serviço de urgência, permitindo a deteção precoce de doentes com elevado risco de mortalidade e complicações. Isto poderia reduzir o tempo necessário para prescrever antibioterapia a estes doentes.
Em 2018, numa reunião de peritos europeus [8], foi validado um novo algoritmo sobre valor da pontuação qSOFA e Sepsis- 3 (Anexo 6) na gestão de doentes cirróticos infetados. Este algoritmo, apresentado na Figura 22, foi proposto por Piano S et al estudo descrito anteriormente [12].

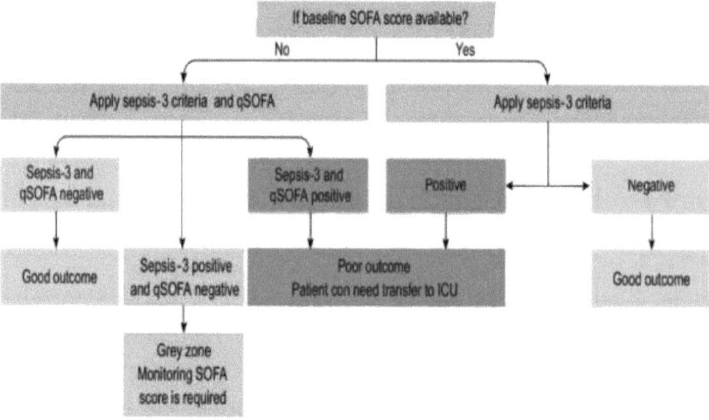


***Figura 26.*** *Algoritmo para aplicação das pontuações qSOFA e Sepsis-3 em cirróticos infectados*

### 6. Factores associados à morte, para além da pontuação qSOFA :

Para além da qSOFA, foram referidos na literatura vários factores associados à morte.
Várias séries[12-15], como a nossa, mostraram que a DOA e a EH são os dois factores consistentemente associados à morte.
A infeção é um fator determinante na evolução da cirrose, quer provocando a descompensação da doença, quer enxertando-se numa cirrose já descompensada e avançada[43]. Isto poderia explicar este último achado.

Os vários factores clínico-biológicos preditivos de mortalidade encontrados na nossa série e na literatura estão resumidos nas tabelas seguintes.

***Tabela XVII.*** *Parâmetros clínicos associados ao óbito*

| ***Estudo*** | **Parâmetros clínicos** | **p** |
|---|---|---|
| | PAS<=100mm Hg | **<0.001** |
| | Polipneia | **0.032** |
| ***O nosso estudo*** | GCS <15 | **0.004** |
| | Estado geral de saúde | **0.001** |
| | DOA | **0.006** |
| | EH | **<0.001** |
| ***Augustinho et al.*** *[14]* | DOA | **<0.001** |
| | EH | **0.003** |
| | DOA | 0.159 |
| ***Piano S et al*** *[12]* | EH | **0.002** |
| | Polipneia | **0.001** |
| | Hipotensão arterial | 0.363 |
| | DOA | **<0.001** |
| | EH Polipneia | **<0.001** |
| ***Piano S et al*** *[13]* | | **<0.001** |
| | Hipotensão arterial | **<0.001** |
| ***M. Müller et al.*** *[15]* | DOA Ictere EH | 0.371 |
| | | 0.657 |
| | | 0.294 |
| ***Kim et al*** *[16]* | DOA | **0.02** |
| | EH | **<0.001** |

***Tabela XVIII.*** *Parâmetros biológicos associados ao óbito*

| ***Estudo*** | **Parâmetros biológicos** | **P** |
|---|---|---|
| | PRC | **0.01** |
| ***O nosso estudo*** | Hiponatremia | **0.002** |
| | Hiperleucocitose | **0.04** |
| | PRC | **<0.001** |
| | Hiperleucocitose Creatinina | **0.027** |
| ***F.de Augustinho et al*** *[14]* | elevada | **<0.001** |
| | INR | **<0.001** |
| | Hiponatremia | **0.025** |
| | PRC | **0.019** |
| | Hipoalbuminemia | **0.012** |
| ***Piano S et al*** *[12]* | Creatinina elevada | **0.021** |

| | | |
|---|---|---|
| | INR | **<0.001** |
| | Hiponatremia | **0.002** |
| | PRC | 0 051 |
| ***Piano S et al*** *[13]* | Hiperleucocitose | **<0.001** |
| | Creatinina elevada | **0.001** |
| | INR | **<0.001** |
| | Hiponatremia | **<0.001** |
| | PRC | **<0.001** |
| | Hiperleucocitose | **<0.001** |
| ***Kim et al*** *[16]* | Hiponatremia | **<0.001** |
| | INR | **<0.001** |

Observamos que os parâmetros biológicos mais implicados na mortalidade dos cirróticos infectados, encontrados nos diversos estudos da literatura, são consistentes com os nossos resultados. Um ponto interessante a salientar é que na série suíça do Centro Universitário de Berna de M. Müller et al [15], os autores adoptaram o score qSOFA-Na+. Neste estudo, o qSOFA foi aumentado em um ponto para sódio sérico de admissão <130mmol/l. Este parâmetro biológico aumentou o desempenho preditivo do qSOFA em relação à admissão em terapia intensiva (**p=0,001**) e mortalidade hospitalar (**p=0,038**).

Em relação aos escores de gravidade da cirrose, de acordo com os estudos, um escore Child Pugh C e/ou MELD elevado foi associado a um alto risco de mortalidade em cirróticos infectados. Nas séries publicadas na literatura [13,14], os autores escolheram um limiar >15 para definir uma pontuação MELD avançada. Este limiar foi >21 pontos no estudo multicêntrico de Piano et al [11].

No nosso estudo, adoptámos um limiar > 15 para definir MELD avançado. Este limiar corresponde ao valor determinante em doentes cirróticos que são candidatos a transplante hepático [45].

Comparando estes scores com o qSOFA, o seu valor prognóstico em termos de mortalidade a curto prazo, de acordo com a literatura [4,5] e os resultados do nosso estudo, continua a ser superior ao qSOFA. No entanto, seria necessária uma meta-análise para reforçar esta hipótese. A tabela abaixo resume os resultados desses estudos.

***Tabela XIX.*** *Associação das pontuações de gravidade da cirrose com a mortalidade*

| ***Estudo*** | **Pontuação de gravidade** | **P** |
|---|---|---|

| | | |
|---|---|---|
| | CRIANÇA C | **0.001** |
| **O nosso estudo** | MELD > 15 | 0.06 |
| ***Augustinho et al.*** | CRIANÇA C | **<0.001** |
| | *[14]*MELD avançado | **<0.001** |
| ***Piano S et al*** *[12]* | CRIANÇA C | **<0.001** |
| | MELD avançado | **<0.001** |
| | CRIANÇA C | **<0.001** |
| ***Piano S et al*** *[13]* | MELD> 21 | **<0.001** |
| | CRIANÇA C | 0 880 |
| ***M. Müller et al*** *[15]* | MELD> 15 | **0.003** |
| | CRIANÇA C MELD >15 | **<0.001** |
| ***Kim et al*** *[16]* | | **<0.001** |

**7. Teses tunisinas sobre o tema :**

Quando procurámos nas bibliotecas das faculdades de medicina tunisinas, não encontrámos nenhuma tese sobre o assunto.

A única tese a analisar as pontuações de prognóstico na cirrose dizia respeito à cirrose complicada HDH. Neste trabalho, os autores utilizaram o SOFA em vez do qSOFA.

De facto, a pontuação SOFA e a sua versão simplificada qSOFA seriam melhor avaliadas em cirróticos infectados internados em unidades de cuidados intensivos hepáticos. A falta de tais instalações de cuidados intensivos no nosso país impede a realização de tais estudos.

**8. Proposta de um algoritmo para o tratamento da infeção bacteriana em doentes cirróticos com base na pontuação qSOFA:**

No final deste trabalho, poderemos propor o seguinte algoritmo para a gestão da infeção bacteriana em doentes cirróticos, com base na pontuação qSOFA e na gravidade da cirrose.

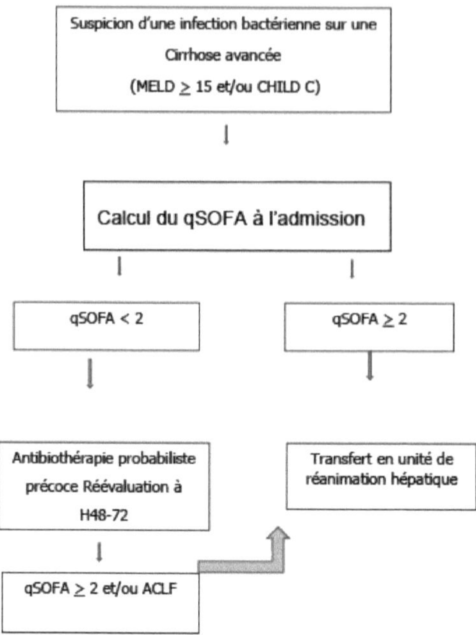


***Figura 27.*** *Algoritmo proposto para o tratamento de doentes cirróticos com doentes infectados*

# 5 CONCLUSÕES

As infecções bacterianas são uma complicação tardia da cirrose, ocorrendo em doentes com doença hepática avançada e geralmente descompensada.

Um marcador de gravidade, contribuem igualmente para a deterioração de uma função hepática já debilitada, e o risco morte por sépsis é particularmente elevado.

Consequentemente, é vital a identificação precoce e o tratamento imediato dos doentes cirróticos com infeção bacteriana.

A pontuação qSOFA, estabelecida em 2016, demonstrou um bom desempenho diagnóstico, pode ser utilizada nos serviços de urgência durante a gestão da sépsis e não difere significativamente de outras pontuações mais complexas. De facto, esta pontuação está a revelar-se útil para o rastreio da falência de órgãos em doentes com suspeita de infeção. É composto por 3 variáveis clínicas facilmente mensuráveis (PAS <100, FR >22, GCS<15). Uma pontuação positiva (>2) é preditiva da mortalidade por sépsis na população em geral.

No entanto, este score puramente clínico não foi suficientemente avaliado em doentes cirróticos infectados e os resultados são heterogéneos entre séries, daí o objetivo do nosso estudo de avaliar a relevância deste score, estabelecido na admissão, na previsão da mortalidade em doentes cirróticos com infeção bacteriana.

Realizámos um estudo descritivo e retrospetivo no Serviço de Gastroenterologia-Hepatologia B do Hospital Rabta durante um período de cinco anos, de janeiro de 2016 a dezembro de 2020, incluindo 61 doentes cirróticos admitidos por infeção bacteriana.

Não foram incluídos no estudo os doentes cirróticos com antecedentes de patologia neoplásica progressiva que não o CHC e/ou que tinham, aquando da inclusão, um episódio de HDH, SHR e/ou CHC. Os doentes que perderam o seguimento e cujos registos não puderam ser recuperados foram excluídos. Do mesmo modo, foram excluídos os doentes cirróticos que apresentaram um segundo episódio de infeção bacteriana ou uma complicação como a HDH e/ou a SHR e/ou o CHC durante o período de estudo.

Os dados foram recolhidos dos registos médicos. Para cada doente incluído, calculámos a pontuação qSOFA na admissão e avaliámos o desempenho desta pontuação em termos de mortalidade e complicações.

A mortalidade foi avaliada através de curvas de sobrevivência baseadas modelo de Kaplan Meier, e a sensibilidade e especificidade foram estudadas através de curvas ROC e áreas sob a curva ROC (AUROC). Relativamente às complicações, foi efectuado um estudo univariado e multivariado um modelo de regressão logística.

Para todos os testes estatísticos, um valor de p é significativo se for inferior a 0,05.

Durante o período de estudo, inscrevemos 61 doentes com uma idade média de 63±12 anos e um rácio de género de 0,65 homens para mulheres.

A diabetes e a hipertensão, presentes em 20 (32,8%) e 16 (26,2%) doentes, respetivamente, foram as comorbilidades mais frequentes.

A etiologia viral da cirrose (VHC ou VHB) foi predominante em 63,9% dos nossos doentes, com uma duração mediana de progressão da doença de 24 meses.

A infeção foi inaugural em 15% dos casos.

A DOA foi o principal motivo de consulta (78,8%).

maioria dos doentes foi classificada como CHILD-PUGH C (50,8%) e 45,9% tinham uma pontuação MELD > 15.

A infeção do trato urinário e a infeção espontânea da ascite foram as infecções predominantes (42,6% e 21,3%, respetivamente).

Foram isolados trinta e dois germes, sendo o BGN responsável por 81,3% e *a Escherichia*

*coli* o germe predominante em 53,5% dos casos.
Os C3G injectáveis foram moléculas de terapia antibiótica mais frequentemente utilizadas (54%).
Uma pontuação qSOFA positiva (>2) estava presente em 44% dos doentes.
A mediana de permanência hospitalar foi de 19 dias, com um resultado favorável em 75% dos casos.
Quarenta e um por cento dos cirróticos infectados morreram após o episódio infecioso e durante o acompanhamento de 12 meses.
Dos 25 doentes que morreram, 24 (96%) tinham uma pontuação qSOFA >2.
O estudo analítico revelou vários factores preditivos de morte, para além da qSOFA; os parâmetros clínicos incluíam hipotensão arterial, EH, estado geral comprometido, GCS <15, polipneia e DOA. A hiperleucocitose, a PCR elevada e a hiponatremia foram os factores biológicos significativamente associados à morte.
No nosso estudo, o score qSOFA foi preditivo da ocorrência de complicações e, por conseguinte, de um desfecho desfavorável (p=0,001), como o desenvolvimento de ICD séptica e FCA, com valores de p de 0,035 e 0,008, respetivamente, e de mortalidade global (p<0,001). Para a mortalidade intra-hospitalar, o valor de p foi próximo do nível de significância (**p=0,078**). Em contrapartida, a mortalidade a médio e longo prazo apresentou valores de p de 0,366 e 0,656, respetivamente.
A sobrevivência média em doentes cirróticos com uma pontuação qSOFA <2 foi significativamente mais elevada do que em doentes com uma pontuação positiva >2 (326 versus 60 meses).
O estudo de sobrevivência cumulativa mostrou uma diferença estatisticamente significativa entre os dois grupos (**p<0,001**).
As curvas ROC para a pontuação qSOFA e a mortalidade mostraram áreas sob a curva de 0,953, 0,550, 0,464 e 0,476 para a mortalidade global, intra-hospitalar, aos 6 meses e aos 12 meses, respetivamente. Consequentemente, a especificidade e a sensibilidade da pontuação qSOFA para prever a mortalidade foram superiores em termos de mortalidade global num período de seguimento de 12 meses.
Tendo em conta os nossos resultados, a pontuação qSOFA tem um valor prognóstico importante na previsão da ocorrência de complicações intra-hospitalares e da mortalidade global num seguimento de 12 meses.
Este valor prognóstico parece ser cada vez menos importante em termos de mortalidade que ocorre à distância do episódio infecioso, ou seja, a médio e longo prazo.
As principais limitações do nosso estudo são a natureza retrospetiva e monocêntrica e o pequeno número de doentes na nossa série, o que reduziu o poder estatístico do estudo.
Dada a simplicidade do seu cálculo, seria judicioso considerar o qSOFA no tratamento precoce de cirróticos infectados, desde o momento da admissão.
Seria interessante efetuar estudos prospectivos em maior escala para confirmar estes resultados.
Na Tunísia, temos uma terrível escassez de serviços de reanimação hepática, e a criação destas instalações de cuidados intensivos poderia melhorar a sobrevivência dos cirróticos infectados.

# 6 BIBLIOGRAFIA


[1] Fernández J, Navasa M, Gómez J, Colmenero J, Vila J, Arroyo V, et al. Bacterial infections in cirrhosis: Epidemiological changes with invasive procedures and norfloxacin prophylaxis: Infecções bacterianas na cirrose: mudanças epidemiológicas com procedimentos invasivos e profilaxia com norfloxacina. Hepatology 2002;35:140-8. https://doi.Org/10.1053/jhep.2002.30082.

[2] Deutsch M, Manolakopoulos S, Andreadis I, Giannaris M, Kontos G, Kranidioti H, et al. Infecções bacterianas em pacientes com cirrose hepática: caraterísticas clínicas e o papel da proteína C reativa. Ann Gastroenterol 2018;31:77-83. https://doi.org/10.20524/aog.2017.0207.

[3] Desai AP, Mohan P, Nokes B, Sheth D, Knapp S, Boustani M, et al. Aumento da carga económica em doentes hospitalizados com cirrose: análise de uma base de dados nacional. Clin Transl Gastroenterol 2019;10:e00062. https://doi.org/10.14309/ctg.0000000000000062.

[4] Coxeter-Smith C, Al-Adhami A, Alrubaiy L. The Usefulness of Mayo End-stage Liver Disease (MELD) and MELD-Sodium (MELD-Na) Scores for Predicting Mortality in Cirrhotic Patients With Spontaneous Bacterial Peritonitis. Cureus 2023. https://doi.org/10.7759/cureus.38343.

[5] Peng Y, Qi X, Guo X. Child-Pugh Versus MELD Score para a Avaliação do Prognóstico na Cirrose Hepática: Uma Revisão Sistemática e Meta-Análise de Estudos Observacionais. Medicina 2016;95:e2877. https://doi.org/10.1097/MD.0000000000002877.

[6] Rashed E, Soldera J. Pontuações CLIF-SOFA e CLIF-C para o prognóstico de insuficiência hepática aguda sobre crónica e descompensação aguda de cirrose: Uma revisão sistemática. World J Hepatol 2022;14:2025-43. https://doi.org/10.4254/wjh.v14.i12.2025.

[7] Singer AJ, Ng J, Thode HC, Spiegel R, Weingart S. Pontuações SOFA rápidas prevêem mortalidade em pacientes adultos do departamento de emergência com e sem suspeita de infeção. Ann Emerg Med 2017;69:475-9. https://doi.org/10.1016/j.annemergmed.2016.10.007.

[8] Associação Europeia para o Estudo do Fígado. Endereço eletrónico: easloffice@easloffice.euAssociação Europeia para o Estudo do Fígado. Diretrizes de prática clínica da EASL para o gerenciamento de pacientes com cirrose descompensada. J Hepatol 2018;69:406-60. https://doi.org/10.1016/jJhep.2018.03.024.

[9] Singer M, Deutschman CS, Seymour CW, Shankar-Hari M, Annane D, Bauer M, et al. As Terceiras Definições de Consenso Internacional para Sepse e Choque Séptico (Sepse-3). JAMA 2016;315:801 -10. https://doi.org/10.1001/jama.2016.0287.

[10]Bousselmi H. LES INFECTIONS BACTÉRIENNES CHEZ LE CIRRHOTIQUE: FACTEURS PRONOSTIQUES ET PRISE EN CHARGE [tese]. Medecine-Tunis; 2020.86p.docx n.d. n.d.

[11]Houissa F, Mouelhi L, Amouri N, Salem M, Bouzaidi S, Debbeche R, et al [Factores que predizem a mortalidade em pacientes cirróticos infectados hospitalizados: cerca de 97 casos]. Tunis Med 2012;90:807-11.

[12]Piano S, Bartoletti M, Tonon M, Baldassarre M, Chies G, Romano A, et al.

Avaliação dos critérios Sepsis-3 e SOFA rápido em pacientes com cirrose e infecções bacterianas. Gut 2018;67:1892-9. https://doi.org/10.1136/gutjnl-2017-314324.

[13]Piano S, Singh V, Caraceni P, Maiwall R, Alessandria C, Fernandez J, et al. Epidemiologia e efeitos das infecções bacterianas em doentes com cirrose em todo o mundo. Gastroenterology 2019;156:1368-1380.e10. https://doi.org/10.1053/j.gastro.2018.12.005.

[14]Augustinho FC, Zocche TL, Borgonovo A, Maggi DC, Rateke ECM, Matiollo C, et al. Aplicabilidade dos critérios Sepsis-3 e quick Sequential Organ Failure Assessment em pacientes com cirrose hospitalizados por infecções bacterianas. Liver Int 2019;39:307-15. https://doi.org/10.1111/liv.13980.

[15]Müller M, Schefold JC, Leichtle AB, Srivastava D, Lindner G, Exadaktylos AK, et al. Pontuação qSOFA não preditiva de mortalidade intra-hospitalar em pacientes de emergência com cirrose hepática descompensada. Med Klin Intensivmed Notfmed 2019;114:724-32. https://doi.org/10.1007/s00063-018-0477-z.

[16]Kim JH, Jun BG, Lee M, Lee HA, Kim TS, Heo JW, et al. Reavaliação de sepsis-3 e CLIF-SOFA como preditores de mortalidade em pacientes com cirrose e infeção que se apresentam ao departamento de emergência: um estudo multicêntrico. Clin Mol Hepatol 2022;28:540-52. https://doi.org/10.3350/cmh.2021.0169.

[17]Associação Europeia para o Estudo do Fígado. Diretrizes Práticas Clínicas da EASL: Gestão da Doença Hepática Alcoólica. Journal of Hepatology 2012;57:399-420. https://doi.org/10.1016/j.jhep.2012.04.004.

[18]Deschênes M, Villeneuve JP. Factores de risco para o desenvolvimento de infecções bacterianas em doentes hospitalizados com cirrose. Am J Gastroenterol 1999;94:2193-7. https://doi.org/10.1111/j.1572-0241.1999.01293.x.

[19]Silvain C, Besson I, Ingrand P, Mannant PR, Fort E, Beauchant M. Prognóstico e recorrência a longo prazo da peritonite bacteriana espontânea na cirrose. J Hepatol 1993;19:188-9. https://doi.org/10.1016/s0168-8278(05)80196-5.

[20]Ajayi AO, Adegun PT, Ajayi EA, Raimi HT, Dada SA. Prevalência de peritonite bacteriana espontânea na cirrose hepática com ascite. Pan Afr Med J 2013;15. https://doi.org/10.11604/pamj.2013.15.128.2702.

[21]Orman ES, Ghabril M, Chalasani N. O mau estado de desempenho está associado a um aumento da mortalidade em doentes com cirrose. Gastroenterologia Clínica e Hepatologia 2016;14:1189-1195.e1. https://doi.org/10.1016/j.cgh.2016.03.036.

[22]Weil D, Levesque E, McPhail M, Cavallazzi R, Theocharidou E, Cholongitas E, et al. Prognóstico de pacientes cirróticos internados em unidade de terapia intensiva: uma meta-análise. Ann Intensive Care 2017;7:33. https://doi.org/10.1186/s13613-017-0249-6.

[23]Mackenzie I, Woodhouse J. Concentrações de proteína C-reactiva durante a bacteriemia: uma comparação entre doentes com e sem disfunção hepática. Intensive Care Med 2006;32:1344-51. https://doi.org/10.1007/s00134-006-0251-1.

[24]Papp M, Vitalis Z, Altorjay I, Tornai I, Udvardy M, Harsfalvi J, et al. Proteínas de fase aguda no diagnóstico e previsão de infecções bacterianas associadas à cirrose. Liver Int 2012;32:603-11. https://doi.Org/10.1111/j.1478- 3231.2011.02689.x.

[25]McHutchison JG, Manns MP, Longo DL. Definição e gestão da anemia em

doentes infectados com o vírus da hepatite C. Liver Int 2006;26:389-98. https://doi.org/10.1111/j.1478-3231.2006.01228.x .
[26]Singh S, Manrai M, V S P, Kumar D, Srivastava S, Pathak B. Associação da gravidade da cirrose hepática com anemia: isso importa? Ann Gastroenterol 2020;33:272- 6. https://doi.org/10.20524/aog.2020.0478.
[27]Stanley AJ, McGregor IR, Dillon JF, Bouchier IAD, Hayes PC. Neutrophil activation in chronic liver disease: European Journal of Gastroenterology & Hepatology 1996;8:135-8. https://doi.org/10.1097/00042737-199602000-00008.
[28]Angeli P, Wong F, Watson H, Ginès P, Investigadores CAPPS. Hyponatremia in cirrhosis: Results of a patient population survey. Hepatology 2006;44:1535-42. https://doi.org/10.1002/hep.21412.
[29]Fasolato S, Angeli P, Dallagnese L, Maresio G, Zola E, Mazza E, et al. Insuficiência renal e infecções bacterianas em doentes com cirrose: epidemiologia e caraterísticas clínicas. Hepatology 2007;45:223-9. https://doi.org/10.1002/hep.21443 .
[30]Pauwels A, Meunier L, Boivineau G, Martin T, Touze I, Zuberbuhler F, et al. Infecções bacterianas resistentes na cirrose: um estudo francês observacional prospetivo multicêntrico de âmbito nacional (estudo RESIST). Journal of Hepatology 2017;66:S131 - 2. https://doi.org/10.1016/S0168-8278(17)30532-9.
[31]Fernández J, Bert F, Nicolas-Chanoine M-H. Os desafios da resistência a múltiplos fármacos em hepatologia. J Hepatol 2016;65:1043-54. https://doi.org/10.1016/j.jhep.2016.08.006.
[32]Rabinovitz M, Prieto M, Gavaler JS, Van Thiel DH. Bacteriúria em pacientes com cirrose. Journal of Hepatology 1992;16:73-6. https://doi.org/10.1016/S0168-8278(05)80097-2.
[33]Navasa M, Rimola A, Rodés J. Bacterial Infections in Liver Disease. Semin Liver Dis 1997;17:323-33. https://doi.org/10.1055/s-2007-1007209.
[34]Sociedade Francesa de Anestesia e. Terapia antibiótica probabilística para estados sépticos graves. Annales Françaises d'Anesthésie et de Réanimation 2004;23:1020-6. https://doi.org/10.1016/j.annfar.2004.08.001 .
[35]Fernández J, Gustot T. Gestão de infecções bacterianas na cirrose. 8278(12)60002-6Journal of Hepatology 2012;56:S1 -12. https://doi.org/10.1016/S0168- .
[36]Papp M, Farkas A, Udvardy M, Tornai I. Infecções bacterianas na cirrose. Orvosi Hetilap 2007;148:387-95. https://doi.org/10.1556/oh.2007.27882 .
[37]Runyon BA. Gestão de doentes adultos com ascite devido a cirrose. Hepatologia 2004;39:841-56. https://doi.org/10.1002/hep.20066.
[38]Silva M, Laires P, Costa M, Leão R, Roque A, Calinas F. Custos de Hospitalização Associados à Cirrose Hepática. Valor Saúde 2014;17:A365. https://doi.org/10.1016/j.jval.2014.08.812.
[39]Bruns T, Zimmermann HW, Stallmach A. Factores de risco e resultados de infecções bacterianas na cirrose. World J Gastroenterol 2014;20:2542-54. https://doi.org/10.3748/wjg.v20.i10.2542.
[40]Schrier RW, Arroyo V, Bernardi M, Epstein M, Henriksen JH, Rodés J. Hipótese da vasodilatação arterial periférica: uma proposta para o início da retenção renal de sódio e água na cirrose. Hepatology 1988;8:1151-7.

https://doi.org/10.1002/hep.1840080532.
[41]Albillos A, Lario M, Álvarez-Mon M. Cirrhosis-associated immune dysfunction: Distinctive features and clinical relevance. Journal of Hepatology 2014;61:1385-96. https://doi.org/10.1016/j.jhep.2014.08.010.
[42]Moreau R, Jalan R, Gines P, Pavesi M, Angeli P, Cordoba J, et al. A insuficiência hepática aguda sobre crônica é uma síndrome distinta que se desenvolve em pacientes com descompensação aguda de cirrose. Gastroenterologia 2013;144:1426-37, 1437.e1-9. https://doi.org/10.1053/j.gastro.2013.02.042.
[43]Gustot T, Durand F, Lebrec D, Vincent J-L, Moreau R. Severe sepsis in cirrhosis. Hepatology 2009;50:2022-33. https://doi.org/10.1002/hep.23264 .
[44]Arvaniti V, D'Amico G, Fede G, Manousou P, Tsochatzis E, Pleguezuelo M, et al. As infecções em doentes com cirrose aumentam a mortalidade quatro vezes e devem ser utilizadas na determinação do prognóstico. Gastroenterology 2010;139:1246-56, 1256.e1-5. https://doi.org/10.1053/j.gastro.2010.06.019.
[45]Kamath PS, Kim WR. O modelo para a doença hepática em fase terminal (MELD). Hepatology 2007;45:797-805. https://doi.org/10.1002/hep.21563.

# AVALIAÇÃO RÁPIDA E SEQUENCIAL DA FALÊNCIA DE ÓRGÃOS EM CIRROSE : INTERESSE DA PONTUAÇÃO EM CIRRÓTICOS INFECTADOS


**Resumo**

**Introdução :**

Os doentes com cirrose correm um risco elevado de desenvolver infecções bacterianas e a sua progressão está associada a uma série de complicações, com um risco acrescido de mortalidade. Consequentemente, a identificação precoce e o tratamento imediato melhoram a sobrevivência e são de extrema importância. A pontuação qSOFA foi validada na população em geral, mas não é amplamente utilizada em cirróticos infectados. O objetivo do nosso estudo foi avaliar esta pontuação nesta população e o seu valor prognóstico, bem como a sua previsão de mortalidade.

**Materiais e métodos :**

Realizámos um estudo descritivo e retrospetivo que incluiu todos os doentes cirróticos internados por infeção bacteriana no serviço de Gastro-Hepato-enterologia B de La Rabta durante um período de 5 anos, analisando o perfil bacteriológico e evolutivo e calculando retrospetivamente o score qSOFA para estudar a associação entre este score e a mortalidade durante o internamento e num seguimento de 12 meses.

**Resultados :**

No total, foram incluídos 61 doentes. A nossa população era predominantemente feminina e a idade média aquando da inclusão era de 63±12 anos. A etiologia viral (VHC ou VHB) foi a predominante (63,9%). A infeção foi inaugural em 15% dos casos. A DOA foi o principal motivo de consulta (78,8%). O exame físico revelou ascite, hipotensão arterial, polipneia e alteração do estado geral em 86,9%, 55,7%, 47,5% e 37,7% dos doentes, respetivamente. O SIB estava presente na maioria (80,3%). Aquando da admissão, a maioria dos doentes foi classificada como CHILD C (50,8%) e 45,9% tinham um MELD > 15. A ITU (42,6%) e a LPA (21,3%) foram as mais frequentes. O agente infecioso foi identificado em 52,5% dos doentes. O BGN representou 81,3% dos germes isolados (*Escherichia coli,* 53,1%). A terapêutica antibiótica empírica de primeira linha foi iniciada em 93% dos doentes, principalmente com base em monoterapia (88%). Os C3G injectáveis foram prescritos com maior frequência (75%). Um qSOFA positivo (>2) estava presente em 44% dos doentes. A mediana da estadia hospitalar foi de 18 dias, com um resultado favorável em 75,4% dos casos. Foram observadas uma ou mais complicações em 24,6% dos doentes. A encefalopatia hepática ocorreu em 23% dos cirróticos infectados, a ICD séptica (14,8%) e a ACLF (9,8%). Quarenta e um por cento dos cirróticos morreram durante os 12 meses de seguimento, com uma taxa de mortalidade intra-hospitalar de 16%. Dos que morreram, 96% tinham um qSOFA > 2. Um qSOFA positivo foi significativamente associado ao desenvolvimento de ICD séptica e ACLF. Do mesmo modo, a mortalidade global foi significativamente mais elevada nos doentes cirróticos com um qSOFA > 2. Ao analisar as curvas ROC da pontuação qSOFA e da mortalidade, a AUROC foi de 0,953, 0,550, 0,524 e 0.476 para a mortalidade global, intra-hospitalar, aos 6 meses e aos 12 meses, respetivamente. previsão de mortalidade por análise univariada revelou uma associação significativa com os seguintes parâmetros: EH, estado geral comprometido, GCS <15, DOA, PCR e hiponatremia, etc. Na análise multivariada, a previsão de mortalidade por análise univariada revelou uma associação significativa com os seguintes parâmetros: EH, estado geral comprometido, GCS <15, DOA, PCR e hiponatremia. Na análise multivariada, apenas o desenvolvimento de ACLF e EDC, um GCS <15, e um estado geral deficiente foram retidos como factores independentes de previsão de mortalidade.

**Conclusão:**

Este estudo confirma a gravidade da infeção bacteriana na cirrose em termos de falência de múltiplos órgãos e de mortalidade. A pontuação qSOFA é uma ferramenta de cabeceira para avaliar o risco de agravamento nestes doentes. Os doentes com um qSOFA positivo merecem um tratamento mais intensivo e um controlo rigoroso.

**Palavras chave:** cirrose, Score, Mortalidade, infecções bacterianas

# 7 APÊNDICES

**Tabela 7: Novas definições do Clube Internacional de Ascite (ICA-AK1) para o diagnóstico e tratamento da lesão renal aguda em doentes com cirrose.**

| Assunto | Definição |
|---|---|
| sCr de base | Um valor de sir obtido nos três meses anteriores, quando disponível, pode ser utilizado como sCr de base. Nos doentes com mais de um valor nos três meses anteriores, deve ser utilizado o valor mais próximo da hora de admissão no hospital.<br>Nos doentes sem um valor anterior de sCr, a sCr na admissão deve ser utilizada como valor de referência. |
| Definição de LRA | - Aumento da sCr >03 mgi'dl (¿26,5 pmol/L) nas 48 h; ou,<br>- Uma percentagem de macase sCr ¿50% que se sabe, ou se presume, ter ocorrido nos sete dias anteriores |
| Estadiamento da LRA | - Fase 1: aumento da sCr >0,3 mg/dl (¿26,5 pmol/L) ou um aumento da sCr >15 vezes a 2 vezes em relação à linha de base;<br>- Fase 2: aumento da sCr >2 a 3 vezes em relação à linha de base;<br>- Fase 3: aumento da sCr > 3 vezes em relação ao valor de referência ou sCr >4,0 mgi'dl (353,6 pmol/L) com um aumento agudo ¿0,3 mgi'dl (¿26,5 pmol/L) ou início de terapia de substituição renal |
| Progresso g de IRA | **Progressão** **Regressão**<br>Progressão da IRA para um estádio superior Regressão da LRA para uma fase inferior estádio e/ou necessidade de TSR |
| Resposta ao tratamento | **Sem resposta** **Resposta parcial** **Resposta completa**<br>Sem regressão da LRA Regressão do estádio de LRA com uma redução da sCr para ¿0,3 Regresso da sCr para um valor inferior a 0,3 mg/dl mgidl (¿265 pmol/L) acima do valor de referência (¿26,5 pmol/L) do valor de referência |

LRA, lesão renal aguda; sCr, creatinina sérica; KKI, terapia de substituição renal.

**Apêndice 1:** Síndrome hepato-renal na cirrose

**Nome próprio** **Nome próprio :** **Idade:ND:**

**Sexo:** M □ / F □

**Historial: COMORBIDADE sim □ - não □ se sim tipos:**

□ Diabetes □; Pressão arterial elevada □; Dislipidemia □; Doença cardíaca coronária □; Insuficiência respiratória crónica □; Insuficiência renal □

OUTROS □ especificar:

**Hábito**: Tabaco sim □; se sim N.°: PA - não □

Álcool sim □ - não □

□ **Etiologia da cirrose**: HVB □ / HVC □ / HAI / CBP □ / SD Sobreposição □ □ / NASH □ / otilicü / Idiopática / OUTROS □ em caso afirmativo, especificar:

**Tempo para diagnosticar a cirrose:** meses

**Sinais funcionais:**

□ □ Febre □ Calafrios □ Astenia Dor abdominal Diarreia □ Vómitos □ Dispneia □ Tosse produtiva □

Sinais urinários: sim □ não □

se sim: disúria □ / polaquiúria □/ ardor urinário □

Prazos de consulta: dias

**Sinais clínicos:**

T°: ;- PA: cmHg; - Pulso pulsos/min; - Ciclo de RF/min;

IMC Kg/m2; - Icterícia □; - Estado geral: Bom □ Razoável □ Mau □; Desidratação

□ - Asciteü; Pleurisia □ - OMIÜ; - EH □ se sim estádio: Iü / IIÜ ZIIIÜ - Lesões cutâneas □ - Estertores brônquicos □
Classificação de Child_Pugh: A □; BП; CП
Pontuação por Meld:
**Pontuação q SOFA:**
> 2 □
< 2 □
**Biologia:**
**HEMOGRAMA:** Hemoglobina : g/dl; Glóbulos brancos: /mm3 Plaquetas: /mm3. **PCR:** mg/l; VS mm/h; **glucose no sangue**: mmol/l **Ionograma**: Natremia: mmol/L ; calemia: mmol/L; **Uremia**: umol/l; **Creatininémia**: umol/l.
ASAT: UI/L; ALAT: UI/L; Bilirrubina total: umol/l,
Fosfatase alcalina: UI/l; Gama G T UI/l.
Albumina g/l, TP % INR
**Tipo de infeção:**
**A/ Nosocomial □ Comunitária □**
**□ B/ Germe em caso afirmativo**
**Identificado em**
**Exame direto □ - Cultura □ - PCR □ - Biópsias □**
**□ PELA □ - Punção pleural □ - ECBU □ - Coprocultura □ - Biópsias de cólicas □ - Punção de uma coleção/abcesso □ - Hemocultura □ - Amostras de pele - Outra Em caso afirmativo, especificar**
**Tipo de germe:** Gram-positivo □
Gram-negativos □
□ □ □ Escherichia coli □ Klebsiella pneumonia Enterococcus faecium □ Enterococcus faecalis □ Staphylococcus aureus □ Pseudomonas aeruginosa □ Outras Enterobacteriaceae □ Estreptococos □ Mycobacterium tuberculosis □ Mycobacterium bovis Outro se sim tipo:
□ Antibiograma em caso afirmativo
Sensível □
□
□
**C/ TIPO DE INFECÇÃO**
**1) ILA □**
□ Estudo do LA: aspeto: amarelo citrino □; turvo □; quiloso □; hemático Proteína :g/l Leucócitos: /mm3 Linfócitos: %
PNN : % AND PNN/ $mm^3$
**2) Infecções do trato digestivo^**
a) □ **Colite infecciosaD, ileíte infecciosaP** ileocolonoscopia: mucosa congestiva □; ulcerações do cólon Outros
b) □ **Abcesso hepáticoD - coleção intra-abdominal** TC abdominal: localização Tamanho cm; - punção-drenagem □
**3) Infeção do trato urinárioP**
**4)** ECBU: Leucócitos:
/mm3 Linfócitos: % PNN :

**5) Infeção cutânea □**

Tipo: Erisipela- □, celulite- □ si oui siege - flegmão se sim siege ; Panaris □; - foliculite □; Outros

**6) □ Infeção pleuro-bronco-pulmonar em caso afirmativo**

**tipos: ILP □ - Pneumonia - □- Broncopneumonia □ - Abcessos pulmonares □**

**7) Infeção ORL □**

**□ Tipo: Abcesso dentário □ - Otite □ - Outro Se sim, especificar**

**8) □ Outros tipos de infeção Em caso afirmativo, especificar**

**TRATAMENTO**

**I) Antibioticoterapia:**

□ ***ß-lactâmicos*** em caso afirmativo: C1G □ - C2G □ - C3G □ - Penicilinas □ penicilinas com um inibidor da beta-lactamaseD Posologia: g/d / Duração : j

***Aminosídeo*** □ Dosagem: g/d / Duração : j

□ ***Macrólidos*** Dosagem : g/d / Duração : j

□ ***Metronidazol*** Dosagem : g/d / Duração : j

***Quinilones Dosagem*** : g/d / Duração : j

***Ciclinas PPosologia*** : g/d / Duração : j

***Outros P a*** especificar Dosagem : g/d / Duração : j

**II ) Punção □ - DrenagemD** em caso afirmativo, duração da drenagem j.

**Duração do internamento hospitalar**: dias

**Evolução**

**Favorável**

**SIM** □ Em caso afirmativo:

Desaparecimento da síndrome infecciosa □

Desaparecimento de imagens radiológicas □

Negativação de um exame bacteriológico previamente positivo □ Ausência de complicações □.

**NOÜ** se não

Encefalopatia □ - Agravamento dos sinais neurológicos □ - Ocorrência de insuficiência renal □ - Agravamento da insuficiência hepatocelular □ - Insuficiência hemodinâmica □ - Angústia respiratória □ - Outros □ especificar

**Mortalidade** sim □ não □

**se sim no hospital sim □ não □**

**Prazos: meses**

**Apêndice 2**: Modelo

| | **Índice de desempenho da OMS (PS)** |
|---|---|
| 0 | Atividade normal |
| 1 | Restretta activity: autónomo e capaz de realizar trabalhos ligeiros durante o dia |
| 2 | Atividade reduzida de 50%: independente mas incapaz de manter um emprego |
| 3 | Confinado à cama ou a um gato mais de 50% do tempo: autonomia reduzida |
| 4 | Permanentemente confinado à cama, totalmente dependente |

**Apêndice 3:** Pontuação da OMS para ¡avaliação do estado geral

| | **Y resposta ocular** (abertura ocular) | **Resposta verbal V** | **M resposta motora** (a comandos, à dor) |
|---|---|---|---|
| **1** | Não | Não | Não |
| **2** | Dor | Sons | Extensão |
| **3** | Chamada | Palavra | Flexão estereotipada |
| **4** | Normal | Confuso | Flexão simples |
| **5** | | Normal | Dirigido à dor |
| **6** | | | Normal |

**Apêndice 4**: Glasgow Core Score (GCS)

| Avaliação qSOFA | pontuação |
|---|---|
| Tensão arterial baixa (PAS <100 mmHg) | 1 |
| Frequência respiratória elevada (>22 respirações/minuto) | 1 |
| Mentalidade alterada (GCS <14) | 1 |

**Apêndice** 4: Pontuação qSOFA

| **Paramètres** | **Critères** |
|---|---|
| Fréquence cardiaque | >90/min |
| Fréquence respiratoire | >20/min ou<br>$PaCO_2$ <32 mmHg ou<br>nécessité d'une ventilation mécanique |
| Température | >38°C ou<br><36°C |
| Leucocytes | >12 G/l ou<br><4 G/l ou<br>déviation gauche >10% |

**Apêndice 5**: Critérios do SRIS

**Pontuação**

| Score | | | | | |
|---|---|---|---|---|---|
| **Système** | **0** | **1** | **2** | **3** | **4** |
| **Respiration**<br>PaO2/FiO2, mmHg (kPa) | ≥ 400 (53,3) | <400 (53,3) | < 300 (40) | <200 (26,7) avec soutien ventilatoire | <100 (13,3) avec soutien ventilatoire |
| **Coagulation**<br>Plaquettes, x10³/µl | ≥ 150 | < 150 | <100 | < 50 | < 20 |
| **Foie**<br>Bilirubine, µmol/l (mg/dl) | <1,2 (20) | 1,2-1,9 (20-32) | 2,0-5,9 (33-101) | 6,0-11,9 (102-204) | >12,0 (204) |
| **Cardiovasculaire** | PAM ≥ 70 mmHg | PAM < 70 mmHg | Dopamine < 5 ou dobutamine (toute dose)* | Dopamine 5,1-15 ou adrénaline ≤ 0,1 ou noradrénaline ≤ 0,1* | Dopamine <15 ou adrénaline >0,1 ou noradrénaline >0,1* |
| **Système nerveux central**<br>Glasgow Coma Scale | 15 | 13-14 | 10-12 | 6-9 | <6 |
| **Rénal**<br>Créatinine, µmol/l (mg/dl)<br>Diurèse, ml/j | <1,2 (110) | 1,2-1,9 (110-170) | 2,0-3,4 (171-299) | 3,5-4,9 (300-400)<br><500 | >5 (440)<br><200 |

**Apêndice 6:** Pontuação SOFA

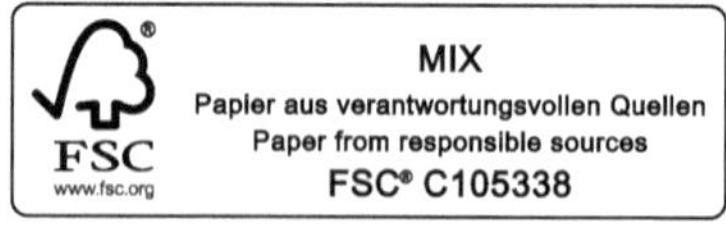


Printed by Books on Demand GmbH, Norderstedt / Germany